# ストレス社会と
# メンタルヘルス

片山 和男 [編著]

樹村房

## はじめに——心とは

　もしあなたが誰かに「心をもっていますか？」「心とは何ですか？」と問われたとしましょう。あなたはどのように答えますか。心は誰にもあって，誰もが関心をもっているはずなのに，いざ心の存在や意味を問われたら困惑してしまいます。心は誰しもがもっていますが，形や色，においなどの属性をもたない機能的な存在といえます。したがって直接観察することはできませんが，心が機能した結果は外部から観察可能な反応（生活行動）としてあらわれます。ここでいう生活行動とは，表情や容姿，服装や持ち物から言動，態度などその人にまつわるすべてをさします。この生活行動を手がかりとして背後の心を推測するのです。手がかりがたくさんあればあるほど理解は進みます。

　また，人間は「社会的動物である」といわれるように環境を離れて生活行動を営むことはできないのであり，環境的ものごとに働きかけられ，働きかけつつ生活行動を営んでいます。したがって，人間と環境を機能的に連続するものとして統一的に理解することが必要になります。物質的な豊かさにあふれ，高度情報化，都市化，少子高齢化，核家族化や夫婦共働きの増加などの現代社会の大きな変容の中で，皮肉にも人間と環境とのつながりは希薄になり，家庭の教育力や地域社会の機能は大きく低下しています。また，人が抱える問題は多様化し，深刻化する傾向も見られます。そして，ストレス社会が常態化してしまいました。

　ストレス社会と呼ばれるこの社会で，現代人は多くのストレスを抱えて，心の病に悩んでいます。避けることのできない必然の現象といえるほどに，さまざまな性質や程度のストレスに遭遇し，個人の主体的努力によってそれに対処し，そのストレスから自発的に回復しようとしているのです。いわゆる自己実現していかなくてはならないのです。そこにこそ人間として生きていくことの真の姿があるといってよいでしょう。しかし，この自発的回復にはおのずと限度があり，自らの主体的努力だけではもはや対処しきれないほどになってきて

います。ですから家族や友人など身近な他者から専門家による援助が必要となってくるのです。

　本書は，人間が環境とのかかわりにおいて生活行動を営んでいる力動的様相を念頭において，人間の心を全体的・力動的に理解する視点を失わないように留意しました。精神（心）よりも物質という風潮の中にあって，人間回復が声高に叫ばれている昨今ですが，人間理解を深めるうえで，本書を役立てていただければ幸いです。

　なお，本書の企画および刊行にあたっては，樹村房の安田愛氏と編集部の方々にひとかたならずお世話をいただきました。ここに記して，心から謝意を表します。

　2017年4月

編著者　片山和男

## もくじ

はじめに――心とは ………………………………………………… 3

### 序　章　心のとらえ方の歴史 ……………………………………… 9

### 第1章　認知と行動の心理学 ……………………………………… 14
 1．感覚・知覚 ………………………………………………………… 14
  （1）環境を知る働き　*14*
  （2）知覚の体制化　*16*
  （3）知覚のいろいろな特徴　*20*
  （4）知覚の発達と愛着　*22*
 2．記憶・学習 ……………………………………………………… 24
  （1）レスポンデント条件づけ（古典的条件づけ）　*24*
  （2）オペラント条件づけ（道具的条件づけ）　*26*
  （3）観察学習　*27*
  （4）恐怖の消去　*27*
  （5）記憶の二重貯蔵モデル　*27*
  （6）忘却　*30*
 3．動機づけ ………………………………………………………… 31
  （1）動機づけとは　*31*
  （2）動機の分類　*31*
  （3）動機の階層性　*33*
  （4）フラストレーションとコンフリクト　*35*
 4．感情 ……………………………………………………………… 36
  （1）感情・情緒・情操について　*36*
  （2）感情・情緒の異常　*38*
  （3）感情の生起メカニズム　*39*

5．パーソナリティ ………………………………………………………… 40
  （1）パーソナリティとは　40
  （2）パーソナリティの形成　40
  （3）性格の類型と特性　43

## 第2章　現代社会とストレス ……………………………………………… 47

1．日常的なストレス ……………………………………………………… 47
  （1）ストレスとはなにか　47
  （2）ストレスの基本型　48
  （3）日常生活でのストレス　48

2．ストレッサーとストレスの理論 ……………………………………… 51
  （1）ストレッサー　51
  （2）ストレスの理論　53
  （3）ストレス反応　56

3．ストレス反応の対処 …………………………………………………… 58
  （1）問題焦点型コーピングと情動焦点型コーピング　59
  （2）ソーシャルサポート　59
  （3）レジリエンス　61

4．家庭・学校・職場におけるストレス ………………………………… 62
  （1）家庭におけるストレス　62
  （2）学校におけるストレス　65
  （3）職場におけるストレス　66

## 第3章　ストレスの仕組みとストレスマネジメント …………………… 70

1．発達段階におけるストレスの様相 …………………………………… 70
  （1）アタッチメント理論とストレス　70
  （2）アタッチメント理論からみた児童虐待　73
  （3）子育てをめぐるストレス――アタッチメント理論の誤解から　74
  （4）成人期の夫婦関係　76
  （5）親の離婚が子どもに及ぼす影響　77

2．家庭・学校・職場におけるストレスマネジメント ……………… 78
　　（1）ストレスマネジメントとは　*78*
　　（2）家庭におけるストレスマネジメント　*79*
　　（3）学校におけるストレスマネジメント　*81*
　　（4）職場におけるストレスマネジメント　*83*

## 第4章　ストレス社会への接近 ……………………………………… 86

 1．生活行動における健康と不健康 ……………………………………… 86
　　（1）健康とは何か　*86*
　　（2）21世紀は心の時代　*87*
　　（3）人体とストレス　*88*
　　（4）生活行動と健康　*88*
　　（5）生活行動の中にある健康と不健康　*89*
　　（6）生活行動と健康の回復　*98*

 2．健康心理学とは ……………………………………………………… 99
　　（1）健康とは　*99*
　　（2）健康心理学とは　*99*
　　（3）心身の関連性について　*101*
　　（4）健康心理アセスメント　*103*
　　（5）健康心理カウンセリング　*104*
　　（6）健康教育　*105*

 3．臨床心理学とは ……………………………………………………… 108
　　（1）臨床心理学の定義　*108*
　　（2）臨床心理学における科学　*109*
　　（3）臨床心理学でにできること　*111*
　　（4）臨床心理学の実践者——臨床心理士　*111*

 4．コミュニティ支援 …………………………………………………… 114
　　（1）コミュニティ支援　*114*
　　（2）コミュニティ支援に関する実践的研究　*114*
　　（3）コミュニティ支援の実践事例——傾聴ボランティア　*116*

## 第5章　ストレス社会への展望 …………………………………… 119
### 1．現代社会における心の問題 …………………………………… 119
（1）現代社会における心の問題とは　*119*
（2）人を"モノ"としてとらえる考え方　*119*
（3）人間の価値　*121*
（4）心の問題における解決とは　*123*
### 2．現代社会におけるストレスへのアプローチ………………… 124
（1）家庭　*124*
（2）学校　*128*
（3）職場　*132*

## 第6章　メンタルヘルス …………………………………………… 136
### 1．心理アセスメント ……………………………………………… 136
（1）観察　*136*
（2）面接法　*137*
（3）心理検査法　*139*
（4）適切なアセスメントのために　*143*
### 2．臨床心理面接 …………………………………………………… 143
（1）精神分析　*143*
（2）行動療法　*150*
（3）来談者中心療法　*151*
（4）森田療法　*153*
（5）音楽療法　*158*
### 3．メンタルヘルスの実際 ………………………………………… 164
（1）特別支援学校の今　*164*
（2）精神病院の今　*169*
（3）看護現場の今　*176*


引用参考文献 ……………………………………………………… *184*

さくいん …………………………………………………………… *194*

## 序章　心のとらえ方の歴史

　現代心理学の成立は，ドイツのヴント（Wundt, W., 1832-1920）が，心理学を「直接経験」の学と規定し，1879年にライプチッヒ大学に心理学の実験室を開設したことにあるといわれる。これを機に，「心」に関するさまざまな考え方が対立し，影響しあいながら，今日の心理学を形作ってきた。しかし，人間の心への深い関心と心を知ろうとする試みは，人類の誕生とともにあったといえる。神話，伝説，儀式，慣習にそれは示されている。まさにエビングハウス（Ebbinghaus, H.）が述べているように，「心理学の過去は長いが，その歴史は短い」のである。人類の歴史を振り返ってみると，心について多くの考察がされている。古代人の心性が，私たち現代人の心性に通じ，日常の生活行動の中に生きているとすれば，その源流を遡ることも意義がある。

　古代人は，自らの内外に，自然現象，人の運命，生と死，病と老いなど人間の英知の及ばない，いかんともし難いものを見て，驚異，恐怖，不安，歓喜，そして悲哀を感じながら，鋭い直感をもって，その奥に神や霊魂の存在を信じていたと思われる。

　霊魂は肉体に宿り，一時的に離れれば眠りとなり，永久に立ち去った時は死となる。病は神の復讐，悪魔のしわざであり，狂気は神聖な病ともなり恐れられた。超人や超能力者は神に祈り，奇跡を願った。夢も神の贈り物であり，神と交わる回路であった。

　このような背景のなかでギリシャの哲学や科学が興った。

　ギリシャ・ローマ時代には，ソクラテス（Socrates）や弟子のプラトン（Platon）をはじめ，それまでの知見を体系化し，最古の心理学書である「霊魂論」（De Anima）を著したのはアリストテレス（Aristoteles, 384-322B.C.）

である。かれは，霊魂と肉体は，大理石に彫刻されていくようなもので，素材である肉体に形のない霊魂が実現されていくようなものだという，いわば一元論を唱えたのである。そして形而上学的な魂でなく，感覚，記憶，思考などの具体的な心的過程にも多く言及している。

一方，医師ヒポクラテス（Hippokrates, 460-377B.C.）は4体液説という気質論を主張した。この考えはローマのガレノス（Gslenos, 130-200）によって受け継がれて，古代医学は一応完成をみた。気質論は現代の性格論にも登場する。

なお，心理学（psychology）という言葉は，ギリシャ語の心（psyche, 魂）と学問・論理（logos）からつくられた。

中世期は，キリスト教による宗教的神秘的人間観の支配した時代であり，哲学的心理学も医学的心理学も，このなかに包み込まれていた。

ルネッサンス期を迎え，近代哲学の祖といわれるデカルト（Descartes, R., 1596-1650）は，物への実証的・自然科学的方法を，心に対しても適用し，物も心も観察することができる2つの存在であることを確認する。「われ思う，故にわれ在り」の思うことによってとらえられるのは，自らの意識的経験である。こうして人間は，「思惟」を本質とする精神と，「延長としての存在である身体（物）に分けられることになった（二元論）。

デカルトの影響を受けたロック（Locke, J., 1632-1704）らによって，イギリス経験論は発展したものである。ロックは，経験が知識や観念を与え，認識の起源は経験にあるので，人間は生まれたときは白紙であり，生得的な観念はもっていないという白紙説（tabula rasa）を唱えた。

イギリス経験論は，学者による相違はあるものの，人間がどのようにして物を認識するかに焦点を合わせてきた。そして，それは感覚の問題であった。19世紀の自然科学のなかで，生理学は感覚器官について多くの発見をした。こうして哲学と自然科学が2本柱となって，新しい心理学（生理学的）として実験心理学が誕生するのである。

ヘルムホルツ（Helmholtz, H., 1821-1894）は，ヤング（Young, T., 1773-1829）とともに三原色説を提起し，そのほか，視覚や聴覚に優れた業績を残している。また，フェフィナー（Fechner, G.T., 1801-1887）は，身体と心の関係，

物理的世界とこれに対する心理的世界の関係を明らかにするために，物理的刺激量の変化と感覚の強さの測定を行った。これが精神物理学と呼ばれるものである。ウェーバー（Weber, E., 1795-1878）の研究も合わせ，「感覚の強度は，刺激の対数に比例する」というウェーバー・フェヒナーの法則として結実させた。そして，これらを統合したヴントに現代心理学創始者「心理学の祖」の栄誉が与えられたのである。

　ヴントは，直接経験（意識現象）を心理学の対象として，間接経験の学（経験の主体を取り除くことによって研究する）である自然科学と区別し，独立させたのである。デカルトの「われ思う」は，ヴントにとっては「内観法」となり，実験室では，メトロノームを聞き，光や色を見，その際に感じたことを詳細に報告するということが繰り返されたのである。そして，意識はその構成要素である「純粋感覚」や「単純感情」などに分析されていき，また逆に，これら心的要素が結合していく法則（これは連合主義的アプローチである）が追及されたのである。こうしてヴント心理学は，意識心理学，内観心理学，要素心理学，構成心理学などの特徴をもつようになった。

　その後ヴントは，実験心理学の限界を知り，思考，記憶，意志，言語，宗教，文化などの複雑で高次な心的活動とその所産は，個人の意識からは究明することは不可能であり，比較観察など間接研究に委ねるべきとして，「民族心理学」を書き，幅の広い考えを示している。

　ヴントの限界については，他の学者から指摘されている。ブレンターノ（Brentano, F., 1838-1917）は，心理学が経験的でなければならないことには同意したが，生理学的であることに疑問を投げ，ヴントのいう意識がその内容であったこと（見られた形，聞かれた音というように）に対し，心理学の対象は意識の内容ではなく，意識する働き，心的作用であるべきだと主張し，作用心理学を提唱した。そして，ブレンターノ門下のシュトゥンプ（Stumpf, C., 1848-1936）は，これを現象と機能とに分けている。私たちは，何かに夢中になっている時，周りの変化に気づかないでいることがある。この「気づく，気づかない」が機能である。心理学の対象は，この機能にほかならないとして構成心理学を主張した。そして，前者は現象学の対象となった。

そのほか，ヴントの心理学をめぐっての論争や対立が，現代心理学の諸学説となってあらわれたとみられる。そのうち主なものについて述べよう。

ウェルトハイマー（Wertheimer, M., 1880-1943）やケーラー（Köhlr, W., 1881-1967），コフカ（Koffka, K., 1886-1943），レヴィン（Lewin, K., 1890-1947）らは，ヴント心理学の要素観と連合主義に対決をした。

1910年の夏，ウェルトハイマーは，ライン地方を旅行中，ストロボスコープの現象がヴントの要素観を否定するのに格好の材料になることに気づいた。かれは，ケーラーとコフカの協力を得て，その立証にとりかかった。そして，現象が要素の単なる加算でないこと，要素に分解できないこと，刺激と感覚とが1対1の対応をしているわけでないことを示した。私たちが現象をありのまま観察すれば，感覚の要素が見いだされるというのではなく，ゲシュタルト（形態）こそが第一義に知覚されるというのである。こうしてゲシュタルト心理学での概念や場理論は，知覚についてばかりでなく，記憶，情意，行動，知能，性格，集団などの領域にまで拡大されていくのである。

19世紀の新しいアメリカにおいて，ヴント心理学の影響を受けながらも，これを批判したのはジェームズ（James, W., 1842-1910）であった。ジェームズはヴントの機械的要素論を排し，有名な「意識の流れ」ということばどおり，意識は静的・固定的な要素にならないこと，動き変化する状態そのものをとらえるしかないこと，意識を対象として内観法を用いるが，意識は直接的に見るしかないことなどを強調し，ヴントはこの絶え間ない意識の流れを無視していると批判した。こうした流れは次のワトソン（Watson, J. B., 1878-1958）の行動主義への橋渡しの役割を担うことになった。

ワトソンは，「心理学は自然科学でなければならない。これに対し，意識は私的で公共性がないし，主観的で信頼できない。そのために，科学の対象にはなりえない。客観的に観察可能なものは行動である。この行動の法則を明らかにするのが心理学である」と主張し，内観法をとる意識心理学に対して激しい攻撃をあびせた。

フロイト（Freud, S., 1856-1939）は，過去の不快で苦痛な経験が理由となって，現在はその記憶が意識下に抑圧されていて，意識できないが，それによっ

て病気が起きること，したがって，催眠や自由連想法によってその心の傷を想起させると症状が消失することを確かめた。これがいわゆるヒステリーの原因であり，その治療法であり，そして精神分析の出発点である。こうしたフロイトの考え方は，ヴント心理学をめぐる新しい心理学の動きとは別のところで誕生したのであるが，やがて意識心理学の狭さを浮き彫りにすることになった。

　このように発展してきた心理学は，今日では研究分野が専門化され，それぞれの理論や方法には異なる点も多々ありながらも，相互の立場を認め合い，対立や否定ではなく，共通の場での議論や対話へ向かう方向を示している。このようにして，現代の心理学は，人間の生活の営みにまつわるさまざまな問題を科学的に解明し，一人ひとりの人間が，この現実社会の中で有意義な生活を維持発展していくのに役立つような知見を得，生活技術を確立することを志向して，研究を推進しているのである。

# 第1章 認知と行動の心理学

## 1．感覚・知覚

### (1) 環境を知る働き

　きれいな花が咲いていたので立ち止まる，向こうから友だちが近づいてきたので手を振る，暑くなってきたので上着を脱ぐというように，私たちは，環境からのさまざまな刺激を情報として受けとめ行動している。環境に適応した行動をして生きていくためには，体外環境，体内環境からの的確な情報によって環境の状況と変化を知らなければならない。

　このような環境を知る働きが，感覚や知覚である。一般的には，環境内の物理エネルギー（光，音，温熱など）が感覚器官に作用して生じる単純な過程を感覚，この感覚が脳中枢で判断されるさらに複雑な心理的過程を知覚，として区別している。

#### a．感覚範囲

　私たちは，環境に存在するすべての刺激を知覚しているわけではない。環境からの情報の80％以上を占めるとされる視覚においても，ヒトの眼で見える光の波長は約380〜780nm（ナノメーター）の範囲の可視スペクトルに限られている。可視スペクトルはいわゆる「虹の七色」の光であるが，スミレ色より波長の短い紫外線や，赤色より波長の長い赤外線は見えない。聴覚においても，ヒトの耳に聴こえる可聴範囲の音は周波数が約15〜20,000Hz（ヘルツ）であり，15Hz以下の低周波や20,000Hz

以上の超音波は聴こえない。

　また，受けとめることのできる刺激の強度についても刺激閾から刺激頂（最低～最高）までの一定の範囲に限られている。感知できないきわめて弱い光やかすかな音があるし，強すぎて眼や耳が痛くなる光や音もある。刺激閾は，感覚器官が刺激として受けとめられる最小の刺激強度であり，刺激頂はこれを超えると適切な知覚が生じなくなったり，痛覚を感じたりするようになる最大の刺激強度である。時計の秒針の速度は刺激閾以上であるため動きを知覚することができるが，短針の速度は刺激閾未満であるため動きを感じることができない。また，新幹線に乗って通過駅の駅名表示を見るとき，速度が刺激頂を超えるため読み取ることができない。対向車の強すぎるヘッドライトを見たり，スピーカの間近で大きすぎる音を聞いたときなど，痛みを感じることもある。

### b．弁別される刺激強度

　私たちは，刺激の変化に応じて行動を変えているので，知覚対象が変化したかどうかに気づくことが重要であるが，この変化に気づくには，一定以上の大きさや強さの違いがなければならない。2つの刺激が同時に，または続けて示された時，その差異に気づくことのできる最小の変化量を弁別閾という。弁別閾は，その差をちょうど知ることが可能な最小の刺激差ということで丁度可知差異ともよばれている。

### c．知覚の順応

　知覚の順応とは，一定の刺激が連続して示されると，その刺激に対する感受性が変化することである。たとえば，明るい場所から暗い映画館などに入るとはじめは真っ暗で何も見えないが，しばらくすると周囲が見えるようになり空席を探すことができる。このような感度の上昇を暗順応という。反対に，暗い場所から明るい場所に移動するとはじめはまぶしくてよく見えないが，すぐに通常どおり見えるようになる明順応もある。暗順応はかなりの時間を要するが，明順応は短時間（2～3分）で済む。

　部屋に入った時のにおい，熱い風呂，塩辛い味など，はじめは刺激的に感じ

てもすぐに慣れてしまう経験は誰にもあるように，順応は嗅覚，皮膚感覚，味覚などにおいても生じる。しかし，痛覚には生じない。

#### d．物理的環境と心理的環境

これまで述べてきたように，私たちが知覚している環境は一定の範囲に限られており，実際にそこにある物理的環境との間には特有のズレがある。人の行動を理解するうえで重要なのは，物理的環境ではなく，その人が知覚している心理的環境を知ることである。

### （2）知覚の体制化

物理的環境のなかには多くの刺激が存在しているが，私たちはそれらすべてを知覚しているわけではない。心理的環境の特徴として知覚できる刺激が一定の範囲に限られているだけでなく，多くの刺激のなかから選択的に注意を向けたものを知覚し，それらの特定の部分を関連させて，あるまとまりをもったものとして知覚している。このまとまりをもって知覚する傾向のことを知覚の体制化という。

#### a．図と地

視野のなかで形をもって浮き出したように見える領域を図，その背景となって見える領域を地という。言い換えれば，ある瞬間に選択的に注意が向けられ知覚の対象となっているものが図，知覚の対象（図）の背景となっているものが地である。たとえば，今この文章を読んでいるとき，ある瞬間には「文章を読んでいる」の部分が図であり，次の瞬間には「ある瞬間」の部分が図となる。一般的には，図になりやすい条件として，輪郭によって閉じられた領域，狭く小さい領域，左右対称の領域，同じ幅の領域，垂直・水平に広がる領域などがある。

こうした図と地の関係は固定的なものではなく，図になりやすさが同じ程度の領域が隣接しているような場合は，図と地の交代（反転）があらわれる。

図1-1は，図と地の反転現象が起こりやすい反転図形（多義図形）の例で

第1章　認知と行動の心理学　　17

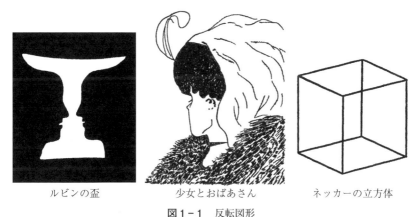

　　ルビンの盃　　　　少女とおばあさん　　ネッカーの立方体
図1-1　反転図形

ある。「ルビンの盃」と「少女とおばあさん」は，2通りの見え方があるし，「ネッカーの立方体」は視点によって立体感が変化してみえる。

#### b．まとまりの法則

　視野のなかでは，図と地が分かれるだけでなく，図が互いにまとまりを作ることがある。これを群化という。ウェルトハイマーは，群化の要因（図1-2）として次のようなものを挙げている。
① 近接の要因：近い距離にあるもの同士がまとまる。
② 類同の要因：同じまたは類似したもの同士がまとまる。
③ 共通運命の要因：共に動くものや変化するものがまとまる。
④ 良い連続の要因：滑らかな連続性を示すものがまとまる。
⑤ 閉合の要因：閉じ合うものや囲みあうものがまとまる。
　こうしたまとまりの法則によって，全体としてもっとも簡潔で秩序があるまとまりとなるように知覚される傾向をプレグナンツの原理という。主観的輪郭（図1-3）では，実際の輪郭線がないにもかかわらず，図の中央に白い三角形が知覚されるが，この原理のあらわれの例とみなされている。

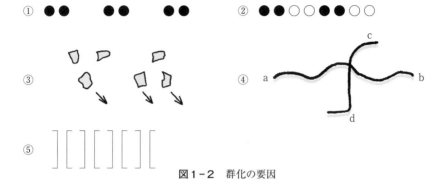

図1-2 群化の要因

図1-3 主観的輪郭

### c．恒常現象

物の大きさや形の知覚は，網膜に映る像の大きさや形によっている。見る人から対象までの距離が2倍になれば，網膜像は2分の1になるはずである。ところが実際にはそのとおりには知覚されない。物のさまざまな特徴（大きさ，形，色，明るさなど）が変化しても，知覚が比較的一定に保たれる現象を恒常現象という。例として次のようなものがある。

① 大きさ：両手に2本のペンを持ち，1本は眼前20cm，もう1本を眼前40cmに置いてみるとほぼ同じ大きさに見える。
② 形：閉じているドアは長方形，半開きのドアは実際には台形だが，どちらも長方形に見える。
③ 色・明るさ：明るい戸外にいても暗い室内にいても，白いシャツの色や明るさはほとんど変わらなく見える。

知覚の恒常現象があることで，知覚は刺激の物理的変化に大きく影響されにくい。このように，恒常現象には心理的環境を安定させる効果があり，安定し

## d．錯覚

　知覚される心理的環境が物理的環境の単なるコピーではないことは，すでに述べた。物理的刺激と主観的な印象が一致しない現象を錯覚といい，視覚における錯覚が錯視である。錯視は心理的環境と物理的環境の特有のズレがよくわかる例といえるだろう。図形の長さ，面積，方向，角度などが実際とは著しく異なって見えるものが幾何学的錯視図形である（図1-4）。①矢羽の向きや狭角によって線分の長さが異なって見えるミュラー・リアー錯視，②周りを囲む円の大きさによって中心の円の面積が異なって見えるエビングハウス錯視，③直線が曲がって見えるポッケンドルフ錯視，④平行線が歪んで見えるツェルナー錯視，など多くの錯視図形が考案されている。

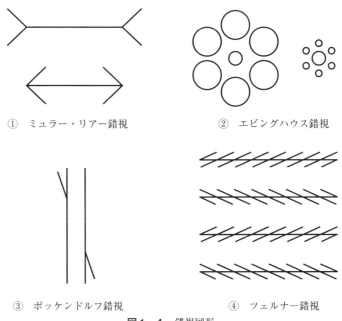

図1-4　錯視図形

## （3）知覚のいろいろな特徴

### a．空間の知覚

　私たちの網膜に映る像は2次元であるにもかかわらず，空間のなかにある対象の立体感や奥行きを3次元で知覚している。

　3次元の知覚が成立する要因として，生理的要因と心理的要因がある。

　まず生理的要因としては，①対象までの距離によって水晶体の厚みが変化する，②対象を両眼で見るとき距離に応じて両眼の角度が変化する，③右目と左目では網膜像にズレ（両眼視差）がありこれを融合する，が挙げられる。これらのうち，①と②はその効果が2m前後までの近距離の把握に限られている。

　また，心理的要因としては，移動しながら遠近の異なる対象を見るとき，近いものはより大きく動いてみえる運動視差や，相対的大きさ，陰影，重なり，きめの勾配などの絵画的手がかり（遠近法）がある。

### b．運動の知覚

　運動の知覚においても，実際の運動とは異なる動きが知覚されることがある。実際には動いていないのに動いてみえる場合を仮現運動といい，次のようなものがある。

① 仮現運動（ファイ現象）：適切な時間感覚で複数の静止した刺激を提示すると動いているように見える。映画，アニメーション，パラパラ漫画などは，この現象を利用したものである。

② 自動運動：暗闇など視覚的な枠組みや手がかりが無い状態で，静止した光点など小さいものを凝視していると，不規則に動いているように見える。UFO目撃情報のいくつかは，この現象による錯覚の可能性がある。

③ 誘導運動：動いているものと止まっているものの関係が逆転して見える。雲間の月を眺めていると，実際には雲が動いているのに，月の方が動いているように見えるのはこの例である。

④ 運動残効：一定方向へ動く対象を凝視した後，静止した対象をみると，この静止対象が逆方向に動くように見える。滝の流れを見ていて周りの風

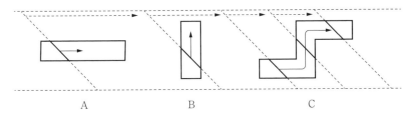

**図1-5** 窓枠の形と知覚される運動方向（関根ら，1994）

景に眼を向けると，風景が上方向に動くように見える現象（滝錯視）などがある。

また，実際に動いている対象を見るとき，視野の大きさや形によって，動きの速度が変わって見える現象をブラウン効果という。図1-5のように，窓の背後で斜めの線分を動かすと，窓の形によって線の動く方向は異なって見える。

### c．色の知覚

色の違いは，波長の違いによる色相，波長の純度による彩度，光の輝度による明度の3つの属性であらわされる。しかし，実際には同じ色であっても条件によって異なった見え方をする。壁の小さな穴を通して見るような場合の色の見え方である開口色，最も一般的な物体の表面の色の見え方である表面色，水槽に入っている色水のように色に3次元的な厚みが感じられるような空間色などがある。

また色は，温度，大きさや距離，重量などの知覚的判断に影響し，感情的効果ももつ。青系統の色は寒い，冷たい印象を与える寒色，赤系統や黄系統の色は暑い，暖かい印象を与える暖色であることはよく知られている。また，寒色は後退色・収縮色であり，暖色は進出色・膨張色であること，明るい色の方が暗い色よりも進出色・膨張色になりやすく，同じ面積であっても軽く見えることなどが知られている。

さらに，実際の生活の場面では，複数の色が組み合わされる配色があり，単色の場合とは異なる心理的効果を生む場合がある。配色が環境に調和するか，どのような心理的効果をもつかについても多くの研究がある。

d．知覚の個人差に影響する要因

　知覚対象の物理的条件だけでなく，知覚する人の欲求，経験，期待，態度などの要因が知覚に影響を及ぼすことがある。

① 欲求と価値：好きなもの，欲しいもの，価値があると思うものは知覚されやすい。ブルーナーとグッドマンによるコイン（硬貨）の大きさ判断についての有名な実験がある。実際のコインは同じ大きさの模型よりも大きく見え，さらに高額のコインほど過大視の量が大きくなることが示されている。「スターにオーラがある」ように見えるのもこの例である。

② 知覚的防衛：知覚する人にとって，不快な刺激，拒否したい刺激は知覚されにくい。知覚しないことで，自分を守ろうとする働きである。「耳にタコができるくらい注意されているのに治らない」のは，この知覚的防衛が影響している現象ともいえる。

## （4）知覚の発達と愛着

　知覚発達の基盤は乳児期（生後2歳まで）の終わりまでにほぼ完成することが明らかになっている。

　子どもの感覚器官は出生時までにかなりでき上がっている。たとえば，視覚についてみると，新生児も人の顔をほかの対象とは区別して知覚していることがわかっている。しかし，距離感・奥行きなどの空間知覚や動くものを眼で追う追視といった眼球運動の統制はまだ未熟である。それにもかかわらず，新生児においても授乳の際の母親の顔との距離（平均19cm）にあるものをはっきりと見ることができるのは愛着の成立という観点からも興味深い。愛着とは，乳幼児がもつ特定の人（一般的には母親）との特別な心理的結びつきのことであり，健全な情緒的発達の基礎となる。

　視覚的断崖装置（図1-6）を使って乳児の空間知覚の実験を行った結果，母親の呼びかけに対し，はいはいができる6～14カ月児の大多数が断崖の上を渡ることができなかったことから，子どもが自ら移動可能な段階に達するまでには奥行きなどの空間知覚が成立するとしている（Gibson & Walk, 1960）。愛着対象へ接近し，接触を求める行動を愛着行動といい，発信行動（泣き，微笑，

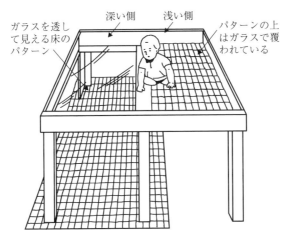

**図1-6** 視覚的断崖装置（Gibson, E.J. & Walk, R.D., 1960）

発声など），定位行動（注視，追視，後追い，接近など），能動的身体接触行動（よじ登り，抱きつきなど）に分類されるが，知覚の発達はこうした愛着行動にも大いに影響しているといえる。表1-1は，ボウルビィによる愛着の発達段階を示したものである。

**表1-1** 愛着の発達段階（ボウルビィ，1977より改変）

| 段　階 | | 特　徴 |
|---|---|---|
| 第1段階<br>（～12週） | 人物の弁別を伴わない定位と発信 | 相手の方を向く，眼で追う，つかむ，手を伸ばす，微笑む，喃語といった人間指向の行動をするが，まだ特定の人物を識別する能力はない |
| 第2段階<br>（12週～6カ月） | 一人または数人の弁別された人物に対する定位と発信 | 人間指向的な行動は，より明確に，より頻繁に示されるようになり，特に母性的人物に対してより顕著な形で示されるようになる |
| 第3段階<br>（6カ月～2歳） | 弁別された人物に対する発信ならびに動作による接近の維持 | 母親を他から明確に区別し，外出する母親を追う，帰宅した母親を喜んで迎える，探索行動の基地として母親を利用する，未知な人に対して人見知りする，などの反応があらわれる |
| 第4段階<br>（2歳～） | 目標修正的協調性の形成 | 母親が自分から独立して存在することを理解し，母親の感情や行動の目的などを見通せるようになり，互いに独立した存在として安定した協調的な関係（パートナーシップ）を結ぶことができるようになる |

## 2．記憶・学習

### (1) レスポンデント条件づけ（古典的条件づけ）

　口の中に食べ物が入ると唾液が分泌される。強い光を目にするとまばたきをする。このような反応は，訓練などしなくても誰でも生得的にもっている反応であり，無条件反応またはレスポンデント反応という。また，無条件反応を生じさせる刺激を無条件刺激という。

#### a．パブロフのイヌ

　パブロフがイヌに対して行った古典的条件づけの実験手続きは以下のようである。イヌに音を鳴らして聴かせても唾液が分泌しないことを確認した後に，音を鳴らしながらすぐに肉をイヌの口に入れる。この音と肉の対呈示の手続きを何回も繰り返すと，イヌは音を聴いた時点で，まだ肉が口に入っていないにもかかわらず，唾液を分泌するようになる。音はもともと唾液分泌を引き起こさない中性刺激であったが，肉という無条件刺激と同じように唾液分泌という反応を引き起こすようになったのである。
　このように条件づけが成立した後は，中性刺激であった音は条件刺激とよばれ，音によって引き起こされるようになった唾液分泌は条件反応とよばれる。つまり古典的条件づけとは，無条件刺激と無条件反応の結びつきを利用し，ある刺激を無条件刺激と繰り返し対呈示することで，その刺激が条件刺激となって，無条件反応と同様の条件反応を引き起こすようになることをいう。

#### b．恐怖条件づけ

　古典的条件づけと同じ仕組みで，乳児に恐怖条件づけの実験を行ったのがワトソンである。アルバートという名の男の子が9カ月の時に，白ネズミやウサギ，イヌなどに恐怖を示さないことを確認した後，アルバートが11カ月になった時に実験が行われた。アルバートの前に白ネズミをおき，彼が興味を示して

触ろうとした時に，鉄の丸棒を金槌でたたいた。アルバートは大きな音に怖がって泣き出した。これを7回ほど繰り返すと，白ネズミを怖がって逃げようとした（鈴木，2008）。

アルバートにとって，無条件刺激は大きな音で，無条件反応は恐怖反応だった。しかし恐くなかったはずの白ネズミと，大きな音を対呈示することで，白いネズミが条件刺激となり，恐怖という条件反応を生じるようになった。さらにアルバートの前にウサギや毛皮のコート，サンタクロースのお面をおいた場合にも，嫌がる反応があらわれた。条件刺激に類似した刺激でも，条件反応を生じさせることを般化という。白ネズミに対する恐怖条件づけが，毛のあるふさふさしたものに般化されたことを示している。

### c．恐怖の記憶

アルバート坊やの恐怖条件づけでは，中性刺激のネズミと無条件刺激の大きな音との対呈示を繰り返す必要があった。しかし恐怖の程度が強ければ，1回の経験でも速やかに条件づけが成立する場合がある。たとえば，交通事故を起こした人は，その交差点を見るだけで心臓がどきどきすることがあるし，川遊び中におぼれそうになった人は，川だけではなく海やプールも避けるようになることがある。これは古典的条件づけによる学習といえる。

強い刺激が繰り返し呈示されると，刺激に対する反応が，最初の反応よりも増大することを鋭敏化という。お化け屋敷で急におどかされた後は，人がちょっと肩にふれただけでも驚愕反応がおきるのを経験したことがあるだろう。大地震を経験すると，ずっと弱い揺れに対しても恐怖反応が生じ，被災者は眠ることができなくなる。2011年の東日本大震災の後，各企業がテレビCMを自粛したため，公共広告機構ACジャパンのCMが頻繁に放送されることになった。「エーシー」という独特のサウンドロゴがついていたが，途中からその部分の音声が消されることとなった。この音が緊急地震速報の最初の音に似ていることと，大震災の恐怖と強く結びついていたことが原因と考えられる。これも鋭敏化や恐怖条件づけの例である。

## (2) オペラント条件づけ（道具的条件づけ）

### a．スキナー箱を用いたオペラント条件づけの実験手続き

　スキナー箱に空腹のネズミを入れると，ネズミは箱の中で探索行動などをしはじめる。そのうち偶然に箱の中にあるレバーを押すと装置が作動して，エサ皿にエサが与えられる。生活体が環境に働きかける行動，環境に対して自発する行動をオペラント行動という。ネズミのレバーを押すという行動はオペラント行動であり，その結果としてエサを得る経験をした。これを繰り返すと，スキナー箱に入ったネズミがレバーを押すまでの時間が早くなり，レバーを押す回数が増加する。オペラント行動に続いて生じた結果によって，そのオペラント行動の自発頻度が変化する学習を，オペラント条件づけという。

### b．正の強化と負の強化

　オペラント行動に続いて生じた刺激事象のうち，その刺激事象が生じたことによって，オペラント行動のその後の自発頻度が増大するならば，その刺激事象を強化子という。

　ネズミの例では，レバー押しの自発頻度を増大させる効果をもつエサが強化子である。行動の自発頻度を増加させる手続きを強化といい，正の強化と負の強化がある。ネズミの例のように，ある行動をしたら良い結果があったので，またその行動を行うことを正の強化という。もし，スキナー箱の床に電気が流れる状態にしてからネズミを入れ，ネズミがレバーを押せば電気が止まるようにしておくと，ネズミはレバーを押すようになる。このように，ある行動を行うことで，嫌な結果がなくなるので，またその行動を行うことを負の強化という。ストレス解消にお酒を飲む人を例にすると，お酒を飲むと気分が良くなるからまた飲みたいならば正の強化であり，お酒を飲むと嫌なことが忘れられるならば負の強化といえる。

## (3) 観察学習

　オペラント条件づけでは，学習者が自発的に行動して強化されるのに対し，観察学習では，学習者は直接強化されない。学習者が，モデルが行動の強化を受けるのを見るだけで成立する学習を，観察学習という。報酬や罰を受けるのがモデルであることから，このような強化を代理強化という。

　バンデューラは子どもたちに，大人がボボドールというおもちゃの人形をなぐったり，投げ飛ばしたりするのを見せた。大人のモデルの乱暴な行動を見た子どもたちの方が，見なかった子どもたちよりも，同じ行動をする頻度が高くなった。また大人の攻撃行動を目の前で見た場合，ビデオで観た場合，アニメーションのキャラクターが攻撃行動をするのを観た場合のいずれも，子どもはモデルの攻撃行動をまねした（Bandura, 1963）。しかし，モデルが乱暴な行動をした後に怒られるのを見た場合は，モデルが強化を受けない場合に比べて，子どもが乱暴な行動をする頻度は減少した（Bandura, 1965）。

## (4) 恐怖の消去

　学習によって恐怖が成立するならば，学習によってその恐怖を消去できると考えられる。ワトソン自身は，白ネズミの恐怖を条件づけたアルバート坊やに対して恐怖の消去を行っていないが，ウサギと白ネズミに恐怖をもつ2歳の男の子に対して行われた例がある（鈴木, 2008）。男の子を自然な状況でリラックスさせて，カゴの中のウサギを少しずつ近づけていくという方法で，これは恐怖の対象であるウサギと，リラックス状態とを対呈示することを目的としている。行動療法の系統的脱感作法の基本的な仕組みと同じである。

## (5) 記憶の二重貯蔵モデル

　記憶の働きは，情報を取り込み覚える符号化，情報が保持されている状態である貯蔵，必要な時に思い出す検索という，3つの段階からなる。記憶の二重貯蔵モデルとは，記憶には短期貯蔵庫と長期貯蔵庫の2つがあるとするモデルである。

外界の情報は感覚器官を通して，まず感覚記憶に入る。感覚記憶では視覚情報は約0.5秒，聴覚情報は約2秒保持されるが，注意を払った情報は次の短期記憶へと送られる。短期記憶にある情報はリハーサル（反復）しない限り30秒程度で失われる。短期記憶の容量は，ミラーによれば，およそ7±2であり，7±2はマジカルナンバーと呼ばれる。リハーサルのうち，連想やイメージ化を通した情報の反復活動を精緻化リハーサルとよび，精緻化リハーサルによって情報は長期記憶へ転送される。長期記憶は容量に限界はなく，転送された情報はほぼ永久に保たれる。

　記憶の二重貯蔵モデルを支持する証拠は，自由再生法を用いた記憶実験で得られる。参加者に「自転車，いぬ，みかん，学校……」など15個程度の単語リストを提示し，できる限り多く覚え，合図とともに思い出した単語を書き出してもらう。単語を提示した順に書く必要はないので自由再生法という。15個の単語それぞれの再生率を縦軸に，その単語が提示された順序（系列）を横軸にしてグラフにあらわしたものを，系列位置曲線という。図1-7に示したように，一般に系列の最初の方の再生率が高く，中間あたりで低くなり，系列の最

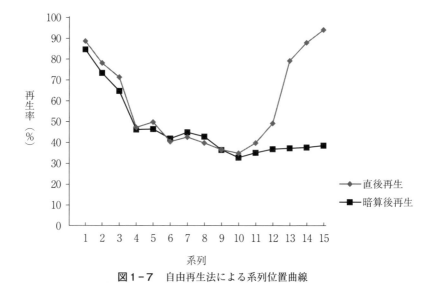

図1-7　自由再生法による系列位置曲線

後にまた再生率が高くなるようなU字曲線が得られる。リストの最初に提示された単語の再生率が高いことを初頭効果といい，系列の最後に提示された単語の再生率が高いことを新近性効果という。ところが，15個の単語リストを提示した直後に再生するのではなく，暗算課題をさせてから再生させると，新近性効果は消えてしまう。このことから初頭効果と新近性効果は，別の仕組みによると推測できる。リストの最初の単語は，リハーサル回数が多くできるので，長期貯蔵庫に情報が送られる。よって直後条件でも遅延条件でも影響を受けない。ところがリストの最後の方の単語はまだ短期記憶にあるため，直後再生の場合はすぐに書くことができるが，暗算課題などで遅延させると，短期記憶の容量に限りがあるためその情報が失われてしまう。つまり，初頭効果は長期記憶の情報量を，新近性効果は短期記憶の情報量を反映したものと考えられるわけである。

### a．ワーキングメモリ

短期記憶は，単に容量の小さな貯蔵庫ではなく，人間の認知活動にとって重要な働きをしていることから，ワーキングメモリといわれる。先ほどの暗算課題の例では，計算をするべき数字を覚えておくだけでなく，足し算の仕方の知識を長期記憶から取り出し，数字を足した結果を一時的に覚えておき，もし繰り上がりがあればその数字を覚えておくなど，多くの処理を必要とする。ワーキングメモリは，情報の貯蔵と処理，長期記憶内の知識の参照など多くの重要な働きがあり，計算，会話，文章理解など多くの認知活動にかかわっている。

### b．長期記憶の区分

長期記憶は，言葉で表現し伝達できる宣言的記憶と，非宣言的記憶とに分類される（図1-8）。宣言的記憶は事実や出来事に関して，それが何であるか意識して思い出せる記憶であることから，顕在記憶ともよばれる。「日本の首都は東京である」など事実に関する私たちの知識を意味記憶といい，「私は修学旅行で東京に行った」など出来事に関する記憶をエピソード記憶という。非宣言的記憶には，「自転車の乗り方」「楽器の演奏」といった技能や習慣に関する

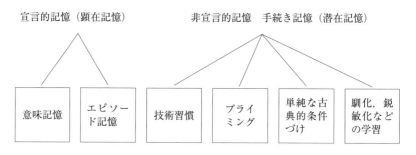

図1-8　長期記憶の分類（Squire & Zola-Morgan, 1991より改変）

記憶である手続き記憶がある。普段はほとんど意識にのぼらないことから，非宣言的記憶は潜在記憶ともよばれ，ほかにもプライミング，古典的条件づけなどが含まれる（Squire & Zola-Morgan, 1991）。

## （6）忘却

　エビングハウスは，13個の無意味つづり（WUXなど子音＋母音＋子意）のリストを記憶し，20分後から1カ月後までさまざまな時間をおいて，もう一度そのリストを学習する実験を行った。最初にリストを覚えた時にかかった時間や回数よりも少ない時間で再学習できれば，その分はまだ記憶に保持されていたとみなせる。その結果，20分後にはすでに保持率（節約率ともいう）は58％，1時間後には44％，1日後には26％しか保持されていなかった。1カ月後にはまだ21％保持されていることから，記憶してから数時間以内に急速に忘却するが，それ以後はそれほど忘却は進まないことが明らかになった。エビングハウスが1885年に発表したこの忘却曲線は，その後無意味つづり以外の多くの記憶についてもあてはまることが示されている（山口，2009；シャクター，2002）。

　一般に，私たちは忘却を欠点ととらえがちであるが，個人的に辛く苦しい出来事であれば，早く忘れたいと思うだろう。日常生活で何か嫌なことがあった時，「その出来事を考えないようにする」というストレスの対処がとられることがある。しかし，シロクマのことを考えないように指示するワグナーの実験で明らかになったように，望まない思考を抑圧するとかえって何度も深く考え

るという「リバウンド効果」が見られる（シャクター，2002）。思考の抑圧は認知的な負荷もかかるため，ストレス対処法としては，考えないようにすることよりも，考える暇がないような別の行動に取り組む方が効果的であるといえる。

## 3．動機づけ

### （1）動機づけとは

　動機づけとは，私たちが行動するときのきっかけや理由となるような意味合いで使われる。たとえば，忙しい生活の中で「どうして私はこんなにがんばっているのだろうか」と日常を振り返ることはないだろうか。この「なぜ」や「どうして」という部分が，私たちががんばる動機と密接に関連しているのである。

　一般に，私たちに動機が生じ，その行動を満たすための目標に向かって行動が生じたとき，この動機―行動―目標のプロセスを「動機づけ」と呼ぶが，一口に動機といっても様々なものがある。ここでは，それぞれの動機の種類と定義についてみていく。

### （2）動機の分類

#### ａ．生理的動機

　生物が生存するために必要な動機を，生理的欲求という。これらは摂食，睡眠，呼吸，体温調節など，生命の維持と関連しており，生得的なものである。これらは，私たちの体の状態を一定に保っておこうとする働きによるもので，ホメオスタシス（恒常性維持機能）に関連している。これに基づいて行動が引き起こされるのが，生理的動機づけである。

#### ｂ．感覚希求動機

　生命の維持に関連する生理的動機に対し，たとえば遊びなどのように，行動

そのものが目的となるような動機も存在する。そうした動機を感覚希求動機という。感覚希求動機には，珍しいもの，変わったものを求めようとする好奇心，光や温かさなどの感覚刺激を求める感性動機，スキンシップなどを求める接触動機などの種類がある。

#### c．社会的動機

　社会的な状況や他者とのかかわりの中で認められ，経験や学習によって形成される精神的・情緒的な動機がある。これが社会的動機である。社会的動機は，社会環境や文化の影響を受けるため，生理的動機や感覚希求動機に比べて種類も多く，個人差も大きい（生和，2003）。

　**達成動機と親和動機**　優れた目標を立て，それに到達しようとする意欲のことを，達成動機という。それに対して，他者と親密になりたい，仲良くしたい，という動機を親和動機という。達成動機は努力への志向に，親和動機は不安に関連しているという（大木，2002）。

　試験期間などに，親しい友人同士と集まって一緒に勉強したり試験のことを話し合ったりした経験はないだろうか。あるいは，友人とは一切会わず，勉強に集中したこともあるだろう。前者は親和動機が高まっている状態，後者は達成動機が高い状態と考えることができる。困難な状況や難しい課題を与えられた場合などでは，達成動機が強い人はその道に熟練した人をパートナーとして選び，親和動機の強い人は親しい人や自分を肯定してくれる人をパートナーにする傾向があると考えられる。

　**外発的動機と内発的動機**　報酬や罰など，目標がその人の外側にあり，それを得るために行動を起こすというような動機を，外発的動機という。その行動は，結果が得られることにより終結する。一方，ほかの報酬の獲得とは無関係で，その行動そのものに意味があるために引き起こされる動機を，内発的動機という。しかし，人の行動は複雑で，しかもさまざまな生活場面に依拠しているため，その行動が外発的動機によるものなのか内発的動機に基づくものであるか，きちんと区別することは容易ではない。たとえば，「アルバイトをする」という行動の場合，最初は「金銭」という外発的な報酬に動機づけられて

いたとしても，続けているうちに楽しくなり，仕事そのものに内発的に動機づけられてアルバイトが継続されていく，ということもあるだろう。いずれにしても，外発的な要因と内発的な要因に動機づけられた状態が，望ましい状態といえるかもしれない。そこで重要になるのがKR（結果の知識）である。KRは知的KRと情的KRがあるが，励ましなどの情的KRが重要な役割を果たす。

**期待・価値モデル**　動機づけの強さは，努力することによって一定の結果が得られるという期待の強さと，その結果がその個人に対してもつ価値の大きさとによって決定されるという考え方がある。この考え方を動機づけの期待・価値モデルという。この考え方によれば，ある目標が達成されるという見通しがあり，さらに達成されたことによってもたらされるものが魅力的である場合に，動機づけが高まることになる。たとえば，難関の資格を取得しようとする場合について考えてみよう。そもそも，その資格について興味関心がなければ受験しようと思わないだろうし，興味関心があったとしても，合格する見通しが得られなければ，受験や勉強に対して二の足を踏んでしまうことになるだろう。

**原因帰属による動機づけ**　原因帰属とは，さまざまな出来事の生じた原因をどのように考えるのか，ということと関連している。私たちも，「友だちとけんかをしてしまった原因は何だろうか」「先日の試合に勝てたのは何がよかったのだろう」など，成功や失敗の原因をあれこれ考える。そして，こうした原因帰属が，その後の行動や動機づけに影響を及ぼすことが明らかにされている（井上，2013）。

たとえば，失敗の原因について自らの努力不足に原因を帰属する場合は，努力すれば次はもう少しいい結果を残せると考え，対処行動への動機づけが高まる。しかし，生得的な才能に原因を帰属した場合，努力したところで無駄だ，と対処行動への動機が失われてしまうことになる。さらに，「○○が邪魔をしたからだ」と他人に原因が帰属されると，問題解決よりもその人への怒りを晴らすことが動機づけられてしまうことも考えられる。

## （3）動機の階層性

マズロー（Maslow, A.H.）は，動機はいくつかの階層性をもっており，最も

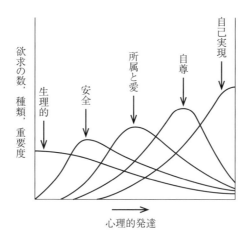

**図1-9** マズローの欲求の発達的変化の図式（関根ら，1994）

切実で低次のものが満たされた段階で次の動機の充足へと向かうと考えた（図1-9）。最も根底にあるのが「生理的動機」であり，空腹や乾きなどの生理的欲求を満たすための動機である。これが満たされると，生命が脅かされる心配がない状況を求める「安全の動機」の充足が重要になる。これらが満たされ，自身の安全を確信すると，人間関係への欲求である「所属と愛情の動機」の充足へ向かう。これは，友人関係などの集団の一員となり，それなりの役割や地位をもちたいという欲求と関連する。これが満たされると，人は「自己尊重の動機」をもつようになる。これは，他者から尊敬されたい，敬われたいという動機である。以上4つの動機は，その欠乏が人を動機充足の行動に駆り立てているので，欠乏動機とも呼ばれる。

　これらの動機が満たされると，人は「自己実現の動機」をもつようになる。これは，自らの無限の可能性を探り，才能を知り，それを開花させていこうとする動機である。マズローによれば，この自己実現欲求が人間の最も高次元の欲求である。しかしながら，留意しなければならないのは，自己実現を達成しても，状況が変わればまた以前の動機を充足する必要に迫られることもある，ということである。たとえば，事情で慣れた職場を退職しなければならなくなり，新たな就職先を見つける場合などは，「安全の動機」「所属と愛情の動機」

まで戻って，そこからさらに新たな形での自己実現を模索していくということになる。

## （4）フラストレーションとコンフリクト

私たちの行動にはさまざまな動機や欲求がある。しかし，当然のことながらすべての欲求が満たされるわけではない。我慢したり後回しにしたりする必要に迫られることもある。

### a．フラストレーション

目標の達成が，何らかの理由で阻害されてしまい，動機が充足できなくなってしまった状態を，フラストレーション（欲求不満）という。欲求不満状態は，不安や怒りなど，ネガティブな感情や緊張を生じさせるため，私たちはさまざまな行動で欲求不満を脱しようとする。たとえば，欲しい車があるが高価で買えない場合，お金を貯める計画を立てたり，中古での購入を検討したり，安く購入できるように交渉したりする。このように，不満を上手に処理し，フラストレーション状態から脱して，精神的な安定を保つスキルを，フラストレーション耐性という。

しかし，フラストレーションをうまく制御できず，適切な行動を起こせないケースもある。上記の例でいえば，後先考えずに無理なローンを組んでしまう，対処行動を何も検討せずに車の購入そのものをあきらめてしまう，などである。そうではなく，フラストレーション耐性を身につけ，少しでもいい状況に好転できるように考えていくことが，ストレス対処の1つのカギになるといえる。

### b．コンフリクト

2つ以上の異なる欲求が同時に存在し，どれを選択すればいいのか判断・決定に困るような状態をコンフリクト（葛藤）という。迷ってしまってどの欲求も解消されない状態が続くと，フラストレーション状態と同様，ネガティブな感情や緊張を引き起こすことになる。そうした意味で，コンフリクトはフラストレーションの特殊な形であると考えることができる。コンフリクトは主とし

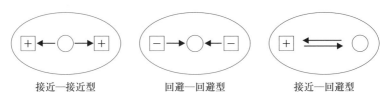

図1-10　葛藤の型（松原，2013）

て個人内に対立する2つ以上の動機（欲求，衝動，意見など）が同時に同じ強さで存在し，相争っている状態である。個人はその結果，適切な行動をなしえないことになる。K.レヴィンは，コンフリクトを個人が置かれている心理学的場の条件に基づいて，接近－接近型，回避－回避型，接近－回避型の3種類に分類している（図1-10）。

それぞれの例を挙げると，次のようになる。
　　接近－接近型：テレビも見たいし，友だちとも遊びたい。
　　回避－回避型：勉強は嫌だけど，落第も嫌だ。
　　接近－回避型：甘いものは食べたいけど，太るのは嫌だ。

## 4．感情

感情とは，『広辞苑 第六版』（2008）によると「①喜怒哀楽や好悪など，物事に感じて起る気持。「感情を害する」「感情がたかぶる」②〔心〕精神の働きを知・情・意に分けた時の情的過程全般を指す。情動・気分・情操などが含まれる。「快い」「美しい」「感じが悪い」などというような，主体が状況や対象に対する態度あるいは価値づけをする心的過程」とされる。本節では感情・情緒・情操の基礎・諸理論を論じる。

### (1) 感情・情緒・情操について

#### a．感情

美しい景色をみたり，おいしいものを食べたりすると，快感を覚える。好

きなミュージシャンのコンサートに行ったり，旅行好きの人がその土地の名産物などを食べたり，地酒を飲んだりしたら実に愉快な気持ちになるであろう。反対にいやな音を聞いたりにおいを嗅いだり，約束を破られたり理不尽に叱られたりすれば，不快な気持ちで一杯になるであろう。感情とは，私たちの生活の中では身近な心理であるが，定義は難しいとされている。

b．情緒

　情緒とは，内外の刺激によって急激に起こり，また消失する強い心理過程のことである。喜び・悲しみ・恐れ・怒りなどが，よくみられる情緒である。自律神経系の興奮による発汗などの身体的な表出を伴うこともある。喜び・悲しみなどの情緒に伴い，顔の表情は笑顔になったり泣き顔になったりもする。情緒は情動ともいわれている。

c．情操

　情操とは，情緒に道徳的・宗教的・芸術的などの文化的・美的・社会的価値をそなえた複雑で高次なもの，情緒より持続的なものとされる。情操が発達していくと真なるものや善なるものを喜び，それらを求めるようになる。つまり，正しいことに快を感じ，不正に不快を感じるようになるが，このことを道徳的情操という。ほかに，うそや偽りを憎む論理的情操や，神や仏に畏敬しそれに帰依しその加護によって念願を達しようとする宗教的情操がある。美や芸術的価値に対し，音楽や絵画に美しさや面白さを感じることを滑稽美という言葉を使うことがあるがこれを美的情操といい，美醜の判断につながるものである。

d．気分

　気分とは，なんとなく楽しい気持ちとか愉快であるというように明らかな原因はもたないが，身体的な状態や環境的条件に影響されたりすることもある。全体的には，プラス思考かマイナス思考のような感じがする感情状態である。
　気分はあまり強くはないが，長続きしがちなことが多い。『広辞苑 第六版』(2008) では「恒常的ではない点で気質と区別する」とされている。

## (2) 感情・情緒の異常

### a．情緒障害

　情緒のあらわれ方が偏っていたり，そのあらわれ方が激しかったりすることで自分の意志ではコントロールできない状態が継続し，学校生活や社会生活に支障が生じる。具体的に，拒食・偏食，夜尿・失禁，自傷行為，習癖の異常，盗み，登校拒否，けんか・乱暴，虚言癖などの行動障害や反社会的行動の症状がみられる。このような行動を示す子どもを情緒障害児とよんでいる。子どもの発達と自立を援助していく情緒障害児短期治療施設（児童心理施設）が，平成28（2016）年には新たに千葉と愛媛に開設され，全国に45施設ある。

### b．感情鈍麻

　単なる気分の高揚や落ち込みではなく，感情そのものの表現が乏しくなりほかの人と視線を合わせず動きのない表情をしたりする。また，ほかの人の気持ちに共感したりすることも少なくなり，外界への関心や興味を失っているようにみえる。統合失調症の陰性症状によくみられることが多い。

### c．情緒麻痺

　突然の事故や災害，大切な人との死別など激しい恐怖や経験のあとに起こることがある。どんな刺激に対しても，喜怒哀楽や不安，恐怖を感じなくなることである。

### d．情緒過敏

　極端に喜怒哀楽をあらわす。他人のささいなひと言にも過剰に反応し，ひどく落ち込む。感情が非常に過敏になるため，ちょっとした非難の言葉やプライドを傷つけられるような言葉には，激しく病的に反応する。

## （3）感情の生起メカニズム

感情はどのように生まれてくるのか。感情生起のメカニズムに関して主要な説について説明する。大きく分けて生理的な説と認知的な説がある。

### a．生理的な説

**ジェームス＝ランゲ説**　19世紀末のほぼ同時期に，アメリカのジェームス（James, W.）とデンマークのランゲ（Lange, C.）は，生理的・身体的な反応が情動に先行するという末梢起源説を唱えた。それによると，「人は悲しくて泣くのではなく，泣くから悲しい」「楽しいから笑うのではなく，笑うから楽しくなる」のである。

**キャノン＝バード説**　アメリカの生理学者であるキャノン（Canon, W.B.）とバード（Bard, P.）は，ジェームス＝ランゲ説について批判した。生理的，身体的な変化を大脳に通じる内臓の神経路を切断しても情動反応が生じることを明らかにし，ジェームス＝ランゲ説が全面的に的確ではないことを説明した。そして，さまざまな実験を繰り返し，大脳の下に位置する視床下部を情緒の中枢と考える中枢起源説を唱えた。

### b．認知的な説

**アーノルドの評価説**　情緒研究に大きな研究を与えたアーノルド（Arnold, M.B.）は，人々がその事態や対象がどのような認知的評価したかにより，情緒が生ずるという説を唱えた。刺激を知覚し，その対象が有益か有害かを評価されると，それに対して接近すべきか回避すべきかが判断される。それに伴って生じるのが情緒であるという学説である。

**シャクターの評価説**　シャクター（Schachter, S.）とシンガー（Singer, J.E.）は，感情の生起には生理的変化とその原因の認知の両方が必要であるとする情動の二要因説を提唱した。彼らは情緒における認知的評価の実験によって，生理的・身体的変化が同じでも，状況によって感情が違ってくることを突き止め，状況の解釈が感情喚起の重要な要因であることを明らかにした。

## 5．パーソナリティ

　生活行動の個人差や独自性をもたらす主体的要因を説明するために用いる概念として，知能，気質，性格，パーソナリティなどの諸概念が構成されているが，研究者によってどのように理解するかについては一義的ではないので以下，慣用的な意味内容や考え方について述べる。

### （1）パーソナリティとは

　パーソナリティとは，私たちの思考と行動とを特徴づける一貫した傾向のことであり，もともとはラテン語で「仮面」を意味する「ペルソナ」が語源である。当然，パーソナリティには多かれ少なかれ相違がみられ，まったく同じ性格の人はいない。また，同じような出来事に遭遇したとしても，そのときどきの状況によって表面にあらわれる行動は異なってくる。しかし同時に，性格のよく似た人がいること，ある人が繰り返し表出しやすい行動パターンがあることもまた事実である。

### （2）パーソナリティの形成

　性格は遺伝によって形成されるのか，それとも環境に影響を受けることで形成されていくのだろうか。ゴールトンやゲゼルは「性格は遺伝で決まる」という遺伝説を，ワトソンは「性格は生まれてからの経験で決まる」という環境説をそれぞれ提唱している（大山，2010）。こうした「遺伝か環境か」は，古くから論争の対象となってきたテーマであったが，現在は「遺伝も環境も」という考え方が主流である。

#### a．遺伝的要因

　遺伝とは，親の世代がもつ特徴が子どもの世代に伝達される現象である。ヒトはヒトからしか生まれず，さらに体格や動作，能力なども，ヒト同士で極端に変わることはない。親子で「似ている」という印象をもつこともまれではな

いはずだ。バッハ家やダーウィン家など，芸術や学問の領域で著名人を出している家系もある。これらの知的能力や活動性，感受性，元気の良さ，環境の変化を知覚する能力などは，その形成において遺伝的な要因が大きく，また身長や体重，顔立ちや運動能力，特定の病気のかかりやすさなどについては，心理学的諸特徴よりも遺伝規定性が高いとされる（詫摩，1990）。

しかしながら，子どもが親の生活パターンを見て自分の行動を作り上げていくという見方もできる。たとえば，親の趣味で家に置いてある楽器に子どもが興味を示し，音楽的な才能が早くから開花するケース，養育のしかたが世代間で伝承され，結果として親子で性格が似てくるケースなどがその例である。性格は遺伝だけで決定されるわけではなく，環境的な要因もかかわっているといえそうである。では，性格の形成に及ぼす環境の要因としてはどのようなものがあるのだろうか。

b．環境的要因

フロイトは，人の心を1つの装置としてとらえ，その装置の3つの領域をそれぞれ「イド（エス）」「自我」「超自我」と呼び，それらのどこに心のエネルギー（リビドー）が作用するかで性格が決まると考えた。リビドーがイドに強く作用すると衝動的・感情的になりやすく，自我に強く作用すると現実的・合理的になりやすく，超自我に強く作用すると道徳的・良心的になりやすいといわれている（瀧本，1990）が，それらの配分は，家庭環境に影響を受ける。フロイトは性格の発達段階として口唇期（生後1歳半くらいまで），肛門期（3～4歳），エディプス期（6～7歳），潜伏期（学童期），性器期（思春期・青年期）の5つを設けているが，これらのうち家庭環境で重要なのが口唇期と肛門期である。口唇期には，母子関係のあり方によって性格の基礎ができる。母子関係が適切であれば信頼感や安定感が形成され，不適切だと嗜癖や依存性が形成される。肛門期はしつけによってリビドーの制御を学ぶ時期である。しつけが緩ければわがままな「イド」優位の性格が，過剰であれば我の強い，意地っ張りな性格が形成される（瀧本，1990）。

しつけや養育態度のあり方について，より細分化した研究も行われている。

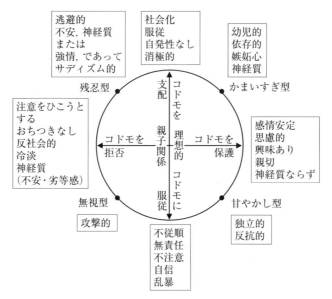

図1-11 子どもに対する親の態度とそれによって形成される主な子どもの性格統制
(関根ら,1994)

サイモンズは,親の養育態度を保護-拒否,支配-服従の2つの軸で分類した(図1-11)。

図には,子どもに対して保護的な態度で接した方が情緒的に安定し,社会的にも望ましい行動が多くなることが示されている。ただし,これはあくまでも親の立場からみた視点であり,子どもが親の養育態度をどのように受け止めているか,そして自己を成長させていこうとしているかの視点が欠けていることも,考慮に入れる必要がある。

なお,現代では,親から受けついだ遺伝的側面と生まれ育った環境が互いに影響しあうという相互作用説が有力となっている。

### c. 自己形成の要因

子どもはある程度成長すると家族よりも同年代の友人と過ごす時間が増え,友人たちとの関係性を意識するようになる。また,学校で学んで知識を得るの

と同時に，自らの生き方を模索するようになる。そうする中で，どういう性格が望ましいかを考え，そうした理想に自分を近づけようと努力するようになる。優しい人になりたい，尊敬される人になりたい，などの理想をもち，本を読んだりスポーツに打ち込んだり，好きな俳優が出ているテレビドラマや映画を見たりするようになる。このように，性格形成に及ぼす意志の力の影響を，自己形成の要因という。

　さらに年齢を重ねて恋愛を意識するようになると，相手に好かれるために，相手の価値観に合わせて振る舞うようになる。また，受験や就職活動の面接などで人間性を試されるような年齢になると，緊張や臆病な側面を隠し，物怖じしない堂々とした側面を前面に出そうとするようになる。実際に就労するようになると，その職業に特徴的な印象を意識するようになることもある。スポーツマンらしい爽やかさ，営業職らしい快活さ，管理職らしい気前の良さなどがそれである。これらを印象管理という（詫摩，1990）。しかしながら，神経質や感受性などの気質に関連する側面は，意志の力は及びにくく，自己形成の要因は影響しにくいと考えられる。

## (3) 性格の類型と特性

### a. 性格の類型論的理解

　一定の観点から典型的な性格像を想定し，それによって多様な性格を分類し，性格の理解を容易にしようとする立場を，性格の類型論という。古くは20世紀前半のドイツにおいて盛んに研究された（詫摩，1990）。よく知られているのは，クレッチマーの類型論である。精神科医でもあったクレッチマーは，自らの臨床経験から，精神分裂病（統合失調症）は細身型の体格の人に，躁うつ病（気分障害）は肥満型の体格の人に，てんかんは闘士型の体格の人にそれぞれ多いことを見いだし，これらの疾患をもつ患者の発病前の状態に一定の特徴がしばしば認められたことに注目して，それぞれに「分裂気質」「躁うつ気質（循環気質）」「粘着気質」という類型を設定した（大山，2010）。一般に，躁うつ気質は社交的であり，共感性が高く争いを好まない性格，分裂気質は躁うつ気質とは対照的な，臆病，敏感，神経質，はにかみなどの性格，粘着気質は几

帳面で凝り性であり，礼儀正しいが頑固な側面をもつ性格であるとされている。またこれらの類型についてクレッチマーは，健常な人々の体型と性格の関係にも適用することができるのではないかと考えた。つまり，肥満型の人には気分障害の人がもつような特徴が，細身型の人には統合失調症の人がもつような特徴が，筋肉質の人にはてんかんの人がもつような特徴が，それぞれ認められるのではないかとクレッチマーは考えたのである。

　類型論は，無数にある性格を大まかに分類して把握するため，簡便で分かりやすいという特徴がある。「あの人はやせ形だから几帳面だろう」というように，ある人の特徴を大まかにつかむための枠組みとしては有効であろう。しかし，類型論は多くある性格を少数の型に分類する方法であるがゆえに，その型にすっきり当てはまるケースだけでなく，複数の型の特徴が混合されているケースを考えるときに矛盾が生じる。また，類型論の性格理解はあくまで「現在」の性格の分類である。たとえば，クレッチマーの類型論では肥満型の人が気分障害の素質を，細身型の人が統合失調症の素質をそれぞれもっているとされるが，仮に肥満型の人がダイエットに成功して細身型の体型になれば統合失調症の素質をもつようになるのかといえば必ずしもそうではない。このように，類型論は性格を静態的なものとしてとらえているため，「なぜそのような性格になったのか」という力動を説明できないという短所もある。

### b．性格の特性論的理解

　瀧本（1999）によれば，特性論とは，優しさや怒りっぽさのような，誰もが多かれ少なかれもっているさまざまな態度や行動パターンのうち，どれが多くてどれが少ないかに着目して，人の性格を把握していこうとする立場である。性格を理解するための特性は調査や先行研究から大量に集められるが，これらは多種多様であり，細かくみていくときりがない。そこで，これらの特性のうち，似通った特性同士を集めて，いくつかのグループを見つけ出していく。こうした手法を因子分析といい，性格の特性論において取り入れられている。

　よく知られているのはアイゼンクの特性論である。アイゼンク（Eysenck, H.J., 1916-1997）は，性格は類型，特性，習慣的反応，個別的反応の4層に分

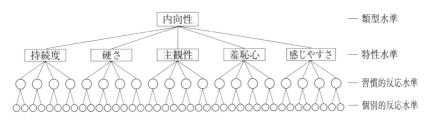

図1-12 アイゼンクの性格階層構造（瀧本，1990）

類されると考えた。

　最も上の階層に属するものが類型である。類型はいくつかの特性が相互に高い相関をもってまとまったものであり，内向性，外向性，情緒安定性の3種類である。それぞれの類型を構成するのが特性である。内向性類型は持続性，硬さ，主観性，羞恥性，易感性の5つの特性から，外向性類型は活動性，社交性，冒険性，衝動性，表出性，反省の欠如，責任感の欠如の7つの特性から，情緒安定性類型は低い自尊心，不幸感，不安，強迫観念，自律性欠如，心気症，罪悪感の7つの特性からそれぞれ構成される。アイゼンクは後に，従来の3類型に，敵対的，被害念慮，社会的規範意識や道徳性が低い，日常的な常識を無視する，等の特性を備えた精神病質類型を加えている。

　特性の下位に構成されているのが習慣的反応と特殊反応である。習慣的反応は，たとえば「癖」のように，そのときどきの状況に応じてあらわれやすい行動，特殊反応はたとえば寒いときに上着を着るなど，日常生活を送る中で繰り返しあらわれる反応や行動である。

　アイゼンクの理論は，これらの4層が図1-12のような形でつながり，関連しあっているというものであり，類型論と特性論の融合を図ったものであると考えることができる。

　特性論は量的な測定であり，それらの量的なデータを処理する因子分析で能率的に性格を測定することができる。しかしながら，多くの研究者によって抽出されてきた因子が必ずしも一致していない，人々が共通してもっている特性の多寡を比較する手法であるため，その人だけがもつ個性を見落としてしまい

がちである，などの問題もある。また，こうした性格を把握するためのデータ収集の方法は，多くの場合自由記述式の質問紙法であり，他者から客観的に評価されたデータではない。自分でとらえた自分自身のみを「性格」としてとらえることが多いことも念頭に置く必要がある（戸田，2005）。

# 第2章 現代社会とストレス

## 1．日常的なストレス

### （1）ストレスとはなにか

　私たちの生活には，毎日何らかの新しい出来事や変化があり，その都度そのことに適応していくために，心身の反応が起こる。こうした時，人はストレスを経験するのである。ストレスは出来事，精神状態，身体的状態を含む「総合的過程」（中野，2016）といえるが，いわば人が生きていることそのものであり，特別なことではない。

　ストレスは，もともと「圧力」「圧迫」といった，ものに力を加えたときに生じる歪みをあらわす物理学の用語であった。これが，カナダの生理学者セリエ（Sely, H., 1907-1982）によって，「外界のあらゆる要求によってもたらされる身体の非特異的反応」と定義づけられたのである。非特異的反応とは，特別な反応ではないという意味で，環境からの刺激にはさまざまな種類があっても，それに対して同じような生理的反応が起こるのである。

　ストレスというと，対人関係のトラブル，仕事や勉強のプレッシャー，不安定な気候，忙しさ，疲れ，体調不良など悪い状況や嫌な状況ばかりが頭に浮かびがちである。しかし，進学，就職，結婚，子どもの誕生，昇進，新居への引越など，人生の節目となるようなうれしい出来事においても同様に大きなストレスを体験するのである。いずれも「環境の変化への適応」が必要なことには変わりがない。

ストレスとうまくつき合って，いきいきと健康な生活をしていくためには，ストレスについてよく理解することが大切である。

ストレスは，心身の適応能力に課せられる環境からの要求およびその要求によって引き起こされる心身の緊張状態をあらわすものである。ここでは要求の種類が問題なのではなく，要求の大きさが心身の緊張状態の程度を決めるのである。要求のことをストレッサー（ストレスの原因），緊張状態のことをストレス反応またはストレインと呼ぶことが多い。

## （2）ストレスの基本型

セリエは，ストレスをユーストレス（良いストレス）とディストレス（悪いストレス）に分類している。さらにオーバーストレス（ストレスの負荷量が多い状態）とアンダーストレス（ストレスの負荷量が少ない状態）にも分類し，これらを組み合わせたストレスの4つの基本型を示している。つまり，良いストレスの負荷が多い状態と少ない状態，悪いストレスの負荷が多い状態と少ない状態である。

一般的に強いストレスは否定的にとらえられがちであるが，ユーストレスである場合，オーバーストレスになっても問題はない。個人にとって最適なストレスをオプティマルストレスという。オプティマルストレスを受けられる状態であることが心身を活性化し，健康度を高めることになる。

## （3）日常生活でのストレス

私たちは日常生活の中で様々な出来事に遭遇し，その対応にどうしたらよいかとまどい，対応の手段がないと判断して，大きな負担を感じることがある。

ホームズとレイは，ストレスと日常生活で経験する重大な出来事（ライフイベント）との関連性に注目した。こうした出来事に直面すると，いままで確立して来た生活様式に変化が起きるために，その変化にもう一度適応し直す（再適応する）までに労力を必要とすることがストレス状態を引き起こすとしている。そして，ストレスと関係が深いと考えられる代表的なライフイベントについて，生活変化に再適応するために必要とされる生活の調整量をもとに「社会

再適応評価尺度」（表2-1）を作成し，心身の健康状態や疾患の発生におよぼす影響について検討している。一定期間内にライフイベントを数多く経験してストレス値の合計得点が高いほど，疾患の発生率が高くなることが示されている（表2-2）。

表2-1　社会的適応評定尺度（Holmes & Rahe, 1967）

| | 出来事 | ストレス度 | | 出来事 | ストレス度 |
|---|---|---|---|---|---|
| 1 | 配偶者の死 | 100 | 23 | 子どもが家を離れる | 29 |
| 2 | 離婚 | 73 | 24 | 姻戚とのトラブル | 29 |
| 3 | 夫婦の別居 | 65 | 25 | 優れた業績をあげる | 28 |
| 4 | 拘留，刑務所入り | 63 | 26 | 妻の就職，復職，離職 | 26 |
| 5 | 近親者の死 | 63 | 27 | 入学，進学，卒業 | 26 |
| 6 | けがや病気 | 53 | 28 | 生活条件の変化 | 25 |
| 7 | 結婚 | 50 | 29 | 生活習慣の変化 | 24 |
| 8 | 失業 | 47 | 30 | 上司とのトラブル | 23 |
| 9 | 夫婦の和解 | 45 | 31 | 労働条件の変化 | 20 |
| 10 | 退職や引退 | 45 | 32 | 転居 | 20 |
| 11 | 家族の健康状態の変化 | 44 | 33 | 転校 | 20 |
| 12 | 妊娠 | 40 | 34 | 余暇の変化 | 19 |
| 13 | 性生活の問題 | 39 | 35 | 宗教活動の変化 | 19 |
| 14 | 新しい家族が増える | 39 | 36 | 社会活動の変化 | 18 |
| 15 | 仕事の再調整 | 39 | 37 | 少額の借金 | 17 |
| 16 | 経済状態の変化 | 38 | 38 | 睡眠習慣の変化 | 16 |
| 17 | 親しい友人の死 | 37 | 39 | 同居の家族数の変化 | 15 |
| 18 | 配置転換，転職 | 36 | 40 | 食習慣の変化 | 15 |
| 19 | 夫婦の口論の数の変化 | 35 | 41 | 休暇 | 13 |
| 20 | 高額の借金 | 31 | 42 | クリスマス | 12 |
| 21 | 抵当流れ，借金 | 30 | 43 | 軽い法律違反 | 11 |
| 22 | 職場での責任の変化 | 29 | | | |

注）ストレス値は，それぞれの出来事がもたらす生活変化に適応するために必要とされる生活の調整量を「配偶者の死」を100として算定したもの

表2-2　ストレス値合計得点と疾患の発生（Holmes & Rahe, 1967）

| ストレス値の程度 | 1年間のストレス値合計得点 | 疾患の発生率 |
|---|---|---|
| 軽度 | 150～199点 | 37% |
| 中等度 | 200～299点 | 51% |
| 重度 | 300点以上 | 79% |

また，ライフイベントほど重大ではないが，日常生活でたびたび出合うような比較的軽い厄介（やっかい）な出来事やイライラする体験はハッスル（hassles）と呼ばれる。ハッスルは誰もが経験することであるが，直面する機会が多い場合，ストレス状態となる可能性が高くなる。ただし，その出来事がハッスルであるかどうかは，個人の認識によっても異なる。客観的にはコントロール（統制）が可能でそれほどショッキングでないようなありふれた出来事であっても，体験した人がコントロールできないと認識するとストレッサーになる。

　ハッスルの状況を測定するために，いくつかのハッスル尺度が作成されているが，表2-3に示すのは，「学生用ハッスル尺度」から開発されたWebハッスル尺度（中野，2013）である。誰でもが経験する，しかし少し厄介な出来事がハッスルとして挙げられている。17項目のハッスルを前の月1カ月間に体験したか否かを4段階で答えるもので，ストレスによる心身症状，不安症状，うつ症状，対人関係過敏症状との関連が示されている。

　ストレスの状態については，ライフイベントやハッスルといった，日常生活

表2-3　Webハッスル尺度（中野，2013）

| 下位尺度 | 項目 |
|---|---|
| 失望・不満のハッスル | 1　友だちとうまくやっていけない<br>2　孤独に感じた<br>3　社会から受け入れられないのではと心配する<br>4　友人に失望したり、裏切られたりした<br>5　あることへの貢献度を過小評価された<br>6　学校に不満がある<br>7　勉強することがいやになった<br>8　仲間に好きになれない人がいる<br>9　履修した講義が面白くない<br>10　親しい人との関係で決心しなければならないことがあった |
| 低能力によるハッスル | 11　読解力の低さのために苦労した<br>12　文章が下手なために苦労した<br>13　授業について行くことに苦労した |
| 多忙のハッスル | 14　レジャーのために十分な時間が取れない<br>15　課外活動に多くの時間がとられてしまう<br>16　責任を持たなければならないことが多すぎる<br>17　勉強をしている時に邪魔が入った |

のなかでストレスを引き起こす出来事をどれくらい経験しているかというとらえ方のほかに，日常生活のなかで体験する，ストレス状態と関連する精神的サインと身体的サインが自覚されている状況からも理解することができる。

表2-4は，市毛（1989）による簡便なストレス尺度である。ストレス状態になると精神的サインと身体的サインの双方があらわれ，またこれらが身近に起こるありふれたものであること，こうした誰もが経験するようなサインが実はストレスと関連したものであることがわかる。このストレス尺度では，ごく日常的なストレスのレベルを測定することができる。

また，全体的なストレス得点が高くない場合でも，3点や2点に評価された項目がその人の「ストレスサイン」であり，ストレスサインに留意することがストレスへの対応のきっかけにもなる。自らのストレスの状態を良く知ることがストレスへの対処の第一歩ともいえるだろう。

## 2．ストレッサーとストレスの理論

### (1) ストレッサー

ストレスを引き起こす出来事や刺激をストレッサーと呼ぶことはすでに述べた。

ストレッサーにはライフイベントやハッスルだけでなく，環境のあらゆる変化や外的刺激に加え，悩みや葛藤，不安，気分の落ち込みなど心理的な刺激もある。

表2-5は，ストレッサーの種類の一例を示したものである。猛暑が続いたり，持続的な騒音が聴こえるといった物理的ストレッサーによって，イライラした気分が反応としてあらわれているような場合，その気分がさらに心理的ストレッサーとなって，新たなストレス反応を引き起こすといった悪循環が生じる可能性もある。

また，客観的には同じ程度のストレッサーが存在したとしても，それに対し

### 表2-4 ストレス尺度（市毛，1989）

◇最近1カ月にあったことを思い出して，各項目に答えて下さい。「いつも」感じていたら3点，「しばしば」感じていたなら2点，「たまに」感じたなら1点，「全く」感じていなかったら0点に○をつけて下さい。

【ストレスチェックA】

| | | | | |
|---|---|---|---|---|
| （1）新しいことやむずかしい問題を避けた | 3 | 2 | 1 | 0 |
| （2）不安やさびしさを感じた | 3 | 2 | 1 | 0 |
| （3）落ち込みやあきらめを感じた | 3 | 2 | 1 | 0 |
| （4）悩みごとが頭から離れなかった | 3 | 2 | 1 | 0 |
| （5）周りの人についていけないと感じた | 3 | 2 | 1 | 0 |
| （6）じっとしていることができず，よく動きまわった | 3 | 2 | 1 | 0 |
| （7）周りの人にじれったさを感じた | 3 | 2 | 1 | 0 |
| （8）電車にのる時や車の運転中，人に追い越されて腹が立った | 3 | 2 | 1 | 0 |
| （9）いくら言ってもわからない人間が多いと思った | 3 | 2 | 1 | 0 |
| （10）待たされていらいらした | 3 | 2 | 1 | 0 |

　　　（1）〜（5）の合計点： 　　点
　　　（6）〜（10）の合計点： 　　点
　　　すべての合計点： 　　点

【ストレスチェックB】

| | | | | |
|---|---|---|---|---|
| （1）動悸 | 3 | 2 | 1 | 0 |
| （2）息苦しさ | 3 | 2 | 1 | 0 |
| （3）めまい | 3 | 2 | 1 | 0 |
| （4）熟睡できない | 3 | 2 | 1 | 0 |
| （5）手足の冷え | 3 | 2 | 1 | 0 |
| （6）首・肩の凝り | 3 | 2 | 1 | 0 |
| （7）目の疲れ・痛み | 3 | 2 | 1 | 0 |
| （8）腰痛 | 3 | 2 | 1 | 0 |
| （9）頭痛 | 3 | 2 | 1 | 0 |
| （10）手足のしびれ | 3 | 2 | 1 | 0 |
| （11）疲労感 | 3 | 2 | 1 | 0 |
| （12）便秘 | 3 | 2 | 1 | 0 |
| （13）腹痛 | 3 | 2 | 1 | 0 |
| （14）下痢 | 3 | 2 | 1 | 0 |
| （15）消化不良 | 3 | 2 | 1 | 0 |

　　　（1）〜（5）の合計点： 　　点
　　　（6）〜（10）の合計点： 　　点
　　　（11）〜（15）の合計点： 　　点
　　　すべての合計点： 　　点

表2-5　ストレッサーの種類（山蔦，2015）

| ストレッサー | 具体例 |
| --- | --- |
| 物理的（環境的）ストレッサー | 環境の温度，音，明るさ　など |
| 化学物質などによるストレッサー | 大気汚染，アルコール，たばこ，薬物　など |
| 生物的なストレッサー | ウィルス，カビ　など |
| 心理的なストレッサー | 悩み，葛藤，気分，感情　など |
| 社会・文化的なストレッサー | 人間関係，経済状況，地域社会の慣習　など |

てストレッサーを受けた人がコントロール可能かどうかということが大きな問題になる。ストレッサーが起きるかどうか予測ができなかったり，起きてしまった時に自分の力ではどうにもならず対応が難しいと認識されるとき，ストレッサーとしての強度がより強くなるのである。

心理的なストレッサーのひとつとして重視される葛藤に関連して，中野（2016）は，誰もが一生のうちに一度は抱くような代表的な葛藤として，「人への信頼と不信感」「独立の欲求と依存の欲求」「達成への期待と無力感」「自尊心と劣等感」「協調と競争」「孤独へのあこがれと恐れ」「衝動と衝動への反発」を挙げている（表2-6）。

## （2）ストレスの理論

### a．一般適応症候群

ストレスが，セリエによって，「外界のあらゆる要求によってもたらされる身体の非特異的反応」と定義づけられた。

身体の非特異的反応の結果として，副腎皮質の肥大，胸腺・脾臓・リンパ節の萎縮，胃潰瘍・十二指腸潰瘍の形成などを挙げており，この反応の結果生じる不適応状態を，一般適応症候群と呼んでいる。一般適応症候群は，ストレッサーに直面して緊張が高まった不快な状態から自分を守ろうとする反応であり，時間とともに，警告反応期，抵抗期，疲憊期の3つの経過にそって進行する。

　①　警告反応期：ストレッサーにさらされた直後に一時的に身体の抵抗力が低下するショック相と，しばらくしてショックから立ち直りストレッサー

表2-6 誰もが抱く葛藤（中野，2016より一部改変）

| 葛藤 | 内容 |
|---|---|
| 人への信頼と不信感 | 人を信用していろいろなことを話し共感を得たい ⇔ 拒否されたり，裏切られて傷つきたくない |
| 独立の要求と依存の要求 | 自分のことは自分でする ⇔ 頼りになる人に依存したい |
| 達成への期待と無力感 | 自分には人生の目的があり，そのために必要な能力や気力をもっている ⇔ これといった目的がないか，あったとしてもそれを成し遂げる力が備わっていない |
| 自尊心と劣等感 | 自分には魅力があり，人から認めてもらえる ⇔ 自分は人に比べて能力がなく，人から認めてもらえない |
| 強調と競争 | 協調性は大切で，他人のことを考えなければいけない ⇔ 人よりすぐれていなければ社会から認められず，認められるために競争が必要だ |
| 孤独への憧れと孤独への恐れ | 他人から干渉されず自由に思うままに生きたい ⇔ 誰からも相手にされず寂しい人生を送るのは嫌だ |
| 衝動と衝動への反発 | 衝動の赴くまま，性的・攻撃的欲求を満たしたい ⇔ 欲求を押さえて常識的に行動しなければ罪悪感を感じる |

に対して抵抗力が高まり始める反ショック相からなり，ストレッサーに抵抗する準備が整えられる。ショック相では，体温や血圧の低下，低血糖，神経系の活動抑制などが起きる。一方，反ショック相では，体温や血圧の上昇，高血糖，筋緊張などショック相とは逆の身体的反応が生じる。

② 抵抗期：ストレッサーに対する抵抗力が正常時の水準を上回り，その状態が維持される。ストレッサーに対して積極的に慣れようとする。一応安定した状態であるが，健康的な状態とはいえない。

③ 疲憊期：さらにストレッサーが持続すると抵抗力が再び低下し，やがて疲労困憊して抵抗力が尽きてしまう。ストレッサーに耐えられなくなり，ストレス反応としてさまざまな不適応状態が起きる。死に至ることもある。

疲憊期に起きるストレス反応のひとつとして，ストレス関連疾患としての心身症がある。心身症とは，高血圧症や胃潰瘍，過敏性大腸症候群による腹痛，筋緊張性頭痛などの身体疾患としてあらわれ，その発症や症状の経過に心理・社会的要因が密接に関与した病態のことである。心身症の治療には，もちろん

内科的治療，外科的治療といった必要に応じた身体的なアプローチが重要であるが，合わせてカウンセリングや心理療法といった心理的アプローチを行うことが効果的とされている。

### b．ラザラスの心理学的ストレス理論

ラザラスとフォルクマン（1991）は，ストレスの影響過程について，環境からの要求に対する個人の認知的評価や対処（コーピング）を重視し，環境と個人との相互作用を強調する立場を提唱した。

「ストレス，対処と適応に関する理論的枠組み（図2-1）」に示すように，環境からの要求が加わったとき，「原因となる先行条件」が「媒介過程」を経て，「短期的変化や影響」および「長期的結果や影響」に結びつくとするのである。

原因となる先行条件には，価値観や関与（コミットメント）の強さ，自分でコントロールできるという信念といった個人の要因と，外界からの圧力や強制，頼るものや人がないこと，緊急性といった環境の要因がある。

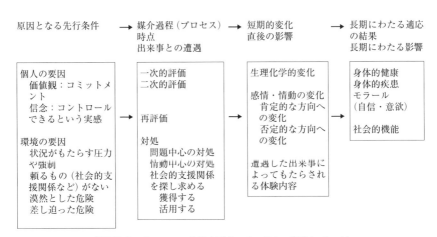

図2-1　ストレス，対処と適応に関する理論的枠組み（Lazarus & Folkman, 1991）

媒介過程には，一次的評価と二次的評価がある。まず，要求が自分にとって脅威かどうかの評価（一次的評価）が行われ，つぎに，自分がその要求に対処する手段をもっているかどうか，またその手段を実際に使うことができるかどうかの評価（二次的評価）が行われる。

一次的評価で脅威の程度が大きくても，二次的評価で自分が対応することができると評価されるならストレスにはならない。すなわち，環境からの要求そのものが直接ストレス反応を引き起こすのではない。要求が自分にとって害をもたらし，コントロールが不可能であるという評価がなされることによってその要求はストレッサーとなり，ストレス反応を引き起こすのである。さらにストレス反応が起こると，この反応が再びストレッサーとなり再評価の過程が起こる。ここで，ストレッサーに対する対処行動が適切であったかどうかの評価が行われるのである。

このような過程を経て，生理的な変化や情動的体験（喜怒哀楽など一時的反応）といった直接的結果，主観的な良い状態（または，悪い状態），社会的機能を果たせること（または，機能低下），身体的健康（または，ストレス関連疾患への罹患）といった長期的結果につながり，最終的なストレス状態が決定されるとしている。

ストレッサーへの対処（コーピング）がうまくいけばストレス状態は緩和され，自信や意欲が向上し，身体的健康が維持され，社会的機能を果たすことができるが，うまくいかない場合には，心身の健康を損なう可能性が高まるのである。

## （3）ストレス反応

### a．身体的反応

ストレッサーに直面すると，対処のために強いエネルギーを必要とする。そのため，内分泌系（ホルモンの分泌），循環器系（心臓，血管，リンパ管），神経系などの活動が活発になる。こうした活動が過剰になったり，長期にわたるような場合の結果として疲労し，循環器系，筋肉，消化器系，自律神経系，免疫機能などの不調を引き起こす。睡眠障害（不眠，入眠困難，早朝覚醒など），

食欲不振，強い疲労感やだるさ，頭痛など身体各部の痛み，動悸，めまい，耳鳴り，眼精疲労など特定の疾患としての診断がつきにくいさまざまな症状があらわれる。いわゆる「不定愁訴」である。

また，心身症とされる疾患と結びつくことも多い。心身症としてあらわれる身体疾患は多様であるが，代表的なものを挙げると以下のようである。

① 循環器系疾患：本態性高血圧，動脈硬化症，狭心症，心筋梗塞など
② 神経・筋肉系疾患：緊張性頭痛，片頭痛など
③ 消化器系疾患：過敏性腸症候群，胃潰瘍，十二指腸潰瘍など
④ 免疫系疾患：関節リウマチ，潰瘍性大腸炎など

### b．精神的反応

ストレッサーによって引き起こされる興奮は，緊張，不安，恐怖，怒り，抑うつといった反応の契機となる。

不安は，対象のはっきりしない漠然とした不快な気分のことである。通常は，対象が明確なものは，恐怖として区別している。適度の不安は集中力や注意力を高め，「この状況を何とかしよう」という意欲を刺激して成果に結びつく可能性を高める場合もあるが，強すぎる不安はイライラや焦りを生み，判断・推理などの情報処理能力を低下させ，その結果として失敗へと結びつき，さらにストレッサーになるといった悪循環が続くことがある。

怒りは，攻撃性へとつながる。悪口をいう，文句をつけるなどの言語的攻撃，相手に暴力を振るうなどの身体的攻撃がある。また，攻撃は怒りの対象に直接向けられるだけでなく，他の対象に向けられることもある。八つ当たりをする，陰口をたたく，弱い者をいじめる，壁を叩いて穴を開けるなど，他の対象に向けられた攻撃である。時には，自傷など自分が攻撃の対象になる場合もある。

表2-7 抑うつ症状（中野，2016）

| |
|---|
| 泣きたくなることがある |
| 気分が落ち込んで憂うつだ |
| 夜，よく眠れない |
| 食欲がない |
| なんとなく疲れている |
| 将来に希望がない |
| なかなか決断できない |
| 何をするのも面倒だ |
| 過去のことをくよくよと考える |
| 悲しい・寂しいと感じる |

抑うつは，悲しみ，憂うつ，落ち込み，空しさ，絶望感などの感情にとらわれている状態である。抑うつが続くと抑うつ気分となり，興味や関心が減退しさまざまな影響があらわれてくる。表2-7は，代表的な抑うつ症状を挙げたものである（中野，2016）。

#### c．行動的反応

ストレッサーに直面すると，その人が通常もっている行動の枠組みや基準を逸脱する行動があらわれることがある。たとえば，通常は時間や規則をきちんと守っている人が，たびたび遅刻や無断欠席，規則違反をするようになる，あるいは，無茶なことをせず節度をもって暮らしている人が，喫煙，飲食，浪費など「度を超えた」行動をするようになる，といったことである。さらに，犯罪や自己破壊的行動に陥ることがある。

また，自分に強いストレッサーを与える環境に耐えられなくなり，その場から逃げ出してしまうドロップアウトになることもある。

反社会的行動や非社会的行動など不適応行動の発生過程を，こうしたストレス反応として理解することは，治療・回復へ向けての効果的な対応を考え実行していくうえで重要なポイントである。

## 3．ストレス反応の対処

ストレッサーによって生じる精神的・身体的ストレス反応は，個人に対し苦痛をもたらすので，なんとかその苦痛を軽減しようとするさまざまな思考と行動の試みが行われ，ストレス反応へ対処しようとする。この対処の過程がコーピング（coping）である。

すでに見てきたように，同じ出来事を経験してもどのようなコーピングを選択して行い，その結果，コーピングの効果があるかどうかによって，生じるストレス反応が異なってくるのである。

## (1) 問題焦点型コーピングと情動焦点型コーピング

　ラザラスとフォルクマン（1991）は，コーピングを「能力や技能を使い果たしてしまうと判断され自分の力だけではどうすることもできないとみなされるような，特定の環境からの強制と自分自身の内部からの強制の双方を，あるいはいずれか一方を，適切に処理し統制していこうとしてなされる，絶えず変化していく認知的努力と行動による努力」と定義し，問題焦点型コーピングと情動焦点型コーピングの2つの主なコーピング機能があるとしている。

　問題焦点型コーピングは，ストレッサー自体の解決を目指すものである。どこに問題があるのかを明らかにしたり，いくつかの解決策を考え，それら一つひとつについての利益や損失を考慮したうえで，最も有効と考えられるものを選び出して試みたり，それでうまくいかない場合にはさらに別の解決策を実行してみたりすることである。

　情動焦点型コーピングは，ストレッサーから生じる情動的な混乱を解消しようとするものである。認知的な枠組みを変えること（肯定的に考えるようにする，良いポイントを見つけ出す，冷静に見直す，客観的に見るなど）や，情動を発散すること（気晴らし，気分転換，飲酒や食べることなど）である。情動焦点型コーピングから，関心をそらす，忘れようとする，諦める，といった逃避・回避型コーピングを区別する場合もある。

　図2-2は尾関（2001）によるコーピング尺度である。問題焦点型コーピング，情動焦点型コーピングに加え，回避・逃避型コーピングについて測定するよう作成されている。大学生610名に実施した場合の平均値は，問題焦点型（得点範囲0～15）5.60，情動焦点型（得点範囲0～9）4.09，逃避・回避型（得点範囲0～18）7.55である。特定のコーピングに偏ることなく，状況に合わせてバランスよく柔軟にコーピングが行われることが効果的といえるだろう。

## (2) ソーシャルサポート

　ソーシャルサポートとは，ストレスを和らげるのに役立つ対人関係のことである。とくに，対人関係を通して得られるような，自分が尊重され，価値があ

◇あなたは、ストレスを感じた時、どのように対応していますか。お尋ねします。

1. あなたが、現在"最も強くストレスを感じていること"は何でしょうか？
   どんなことでも良いですから、1つだけ書いて下さい。

2. 上の"最も強くストレスを感じていること"に対して、どのように考えたり、行動しているのかについてお聞きします。各項目を読んで、「いつもする」なら3点、「時々する」なら2点、「たまにする」なら1点、「全くしない」なら0点に○を付けて下さい。

| | | | | |
|---|---|---|---|---|
| （1）現在の状況を変えるよう努力する | 3 | 2 | 1 | 0 |
| （2）人に問題解決に協力してくれるように頼む | 3 | 2 | 1 | 0 |
| （3）問題の原因を見つけようとする | 3 | 2 | 1 | 0 |
| （4）自分のおかれた状況を人に聞いてもらう | 3 | 2 | 1 | 0 |
| （5）情報を集める | 3 | 2 | 1 | 0 |
| （6）自分で自分を励ます | 3 | 2 | 1 | 0 |
| （7）物事の明るい面を見ようとする | 3 | 2 | 1 | 0 |
| （8）今の経験はためになると思うことにする | 3 | 2 | 1 | 0 |
| （9）先のことをあまり考えないようにする | 3 | 2 | 1 | 0 |
| （10）なるようになれと思う | 3 | 2 | 1 | 0 |
| （11）時の過ぎるのにまかせる | 3 | 2 | 1 | 0 |
| （12）大した問題ではないと考える | 3 | 2 | 1 | 0 |
| （13）何らかの対応ができるようになるのを待つ | 3 | 2 | 1 | 0 |
| （14）こんな事もあると思ってあきらめる | 3 | 2 | 1 | 0 |

問題焦点型　（1）～（5）の合計点：　　　点
情動焦点型　（6）～（8）の合計点：　　　点
回避・逃避型　（9）～（14）の合計点：　　　点

**図2-2　コーピング尺度**（尾関, 2001より改変）

ると信じさせるような情報のことをいう。

ソーシャルサポートの種類については、以下に示すハウスの分類がよく知られている。

① 情緒的サポート：話を聴く、共感する、なぐさめる、励ますなど
② 道具的サポート：手伝う、お金や必要なものを貸すなど
③ 評価的サポート：適切な評価をする、明確な評価基準があるなど
④ 情報的サポート：必要な情報がある、情報のある場所が分かっているなど

ソーシャルサポートには，愛情を示す，共感する，同意する，励ます，気を配るなどの精神的なサポートと，問題解決のための支援や情報の提供といった実際的なサポートの両面がある。ストレッサーの代表格のようにいわれがちな対人関係であるが，対人関係を通してこそソーシャルサポートが得られるのであり，ストレスへの対応における対人関係の重要性を示すものである。

ソーシャルサポートはストレッサーの評価やストレス反応に影響を及ぼし，不安や抑うつ，および孤独感の緩和，生きがい感・充実感の増進，バーンアウト（燃え尽き：極度の身体疲労と感情の枯渇を示す状態）の抑制，各種の精神疾患やストレス関連疾患の予防に好ましい影響があることが明らかにされてきている。

## （3）レジリエンス

逆境におけるストレス対処能力として，近年，レジリエンス（resilience）が注目されている。レジリエンスは，精神的なたくましさ（メンタル・タフネス）や自己効力感（ある状況において要求される行動をきちんと実行できるという信念）などを含むものである。「ストレスに立ち向かい，それらを跳ね返そう，それらから立ち直ろうとする各個人が今持っているポジティブな力」（佑宗，2007）とも定義されている。折れない心，逆境力，復元力，回復力などとさまざまに表現されることもある。また，小玉（2014）は，レジリエンスについて，実際に「困難あるいは脅威的な状況」に陥ってしまったときにそれを克服する力，つまり「回復する力」と，困難な状況にもかかわらず「良好な結果をもたらす」力，つまり「心が折れない力」の2つの側面があることを指摘している。

レジリエンスは，遺伝的，生物学的，心理的，社会的などの要因から成り立つとされている。心理的なレジリエンスは，計画を立てて実行する力，高い自己評価と自信，コミュニケーションと問題解決能力，感情や衝動のコントロール力であり，これらは自分自身で経験によって身につけ伸ばすことができる。また，社会的なレジリエンスの基本は愛情や信頼を提供する家族関係である（中野，2016）。

レジリエンスを規定する要素のひとつに思考の柔軟性がある。厳しい状況で

もネガティブな（悪い）面だけでなくポジティブな（良い）面を見いだすことができる人が逆境を乗り越えることができると考えるのである。また，レジリエンスに必要な要素として，①感情のコントロール：状況によって一喜一憂しない，②自尊感情：自分の力を過小評価しない，③自己効力感：自分が少しずつでも成長前進しているととらえる，④楽観性：いつかできる，うまくいくと考える，の4つが指摘されている（小玉，2014）。

こうした個人のパーソナリティや認知の特徴のほかに，ブドウ糖のレベルを一定に保つために何回かに分けて少量ずつ食事をとるというように食事のとり方を工夫したり，全力でのランニングを何度も繰り返すインターバルトレーニングを行うことがレジリエンスを高めるという身体的なアプローチによる研究も行われている。

## 4．家庭・学校・職場におけるストレス

### （1）家庭におけるストレス

私たちにとって，家庭・家族は大きな拠り所であり，温もりや安らぎを象徴するものでもある。かけがえのない大切なものであるがゆえに，少しでも気にかかること，うまくいかないと思われることがあると，それらが大きなストレッサーとなる可能性（危険性）をもっている。

家族同士はもっとも親密な人間関係である。そのためにかえって，お互いに思っていることは「言わなくても分かっている」「言いにくい」と思いがちであり，コミュニケーションが不十分になる。また，「身内のこと」というように，たとえ家庭内に問題があったとしても，「世間には知られたくない」「家族の体面が大事」「身内の恥をさらしなくない」という意識が強く，閉鎖的になる傾向がある。そのため，専門機関に相談するなど家庭の外に問題解決の手段を求めず，家族だけで問題を抱え込んでしまい対応が遅れることがある。

また，家族は常に発達変化の過程をたどる。夫婦2人の生活から，夫婦と子

**表2-8** 子育てについての不安や悩みの種類の構成割合（複数回答）
（厚生労働省，2013aより作成）

| 葛藤 | 構成割合(%) |
|---|---|
| 子どもの勉強や進学に関すること | 56.5 |
| 子どものしつけに関すること | 53.4 |
| 子どもの性格や癖に関すること | 44.5 |
| 子どもの健康に関すること | 33.5 |
| 子どもの就職に関すること | 22.1 |
| 子どもの友人に関すること | 21.5 |
| 子どもの育て方に自信が持てないこと | 21.4 |
| 子どものいじめに関すること | 14.2 |
| 子どものことに関して、家族が協力してくれないこと | 10.0 |
| 子どもの性に関すること | 7.9 |
| 子どもや保育園や幼稚園、学校に行くのを嫌がること | 6.9 |
| 子どもの暴力や非行に関すること | 6.5 |
| 家の近所の環境がよくないこと | 5.3 |
| その他 | 1.2 |
| 特に不安や悩みはない | 5.9 |

どもの関係となり，家庭生活・子育てと職業生活の両立，子どもの反抗期と自立，職業からの引退などを経て，高齢となった親や配偶者の介護とそれら家族との死別など，さまざまなライフイベントを経験しながら，そのたび家庭・家族の「環境の変化」に対応していかなければならない。

とくに近年，日本の家族・家庭をとりまく環境の変化は厳しさを増しているといえる。家族・家庭について配慮しなければならない問題のキーワードを見ても，少子化，生涯未婚率増加，共働き家庭，子育て支援，待機児童，児童虐待，配偶者からの暴力（DV：ドメスティックバイオレンス），子どもの貧困，ひとり親家庭，高齢者介護など，枚挙のいとまがないほどである。

子育ての問題に関連して，厚生労働省が平成21年度に全国の小学校5年生から18歳未満の児童のいる約1,000世帯を対象に実施した調査の結果（表2-8）を見ると，子育てについての不安や悩みの種類（複数回答）の状況は，「子どもの勉強や進学に関すること」が56.3％と最も多く，ついで「子どものしつけ

**表2-9** 子育てについての不安や悩みの種類別の相談相手（複数回答）
（厚生労働省，2013aより作成）

| 不安や悩みの種類 | 構成割合（％） | | | | | | | | | |
|---|---|---|---|---|---|---|---|---|---|---|
| | 専門家や公的機関（電話含む） | 保育園・幼稚園・学校の先生 | 信頼できる身近な人 | インターネットの子育てサイト | 家族の者に相談 | 子どもと話し合う | 自分で考えて解決 | その他 | 相談相手なし | 不詳 |
| 子どもの勉強や進学 | 6.8 | 31.3 | 31.3 | 2.3 | 57.6 | 44.3 | 11.5 | 3.2 | 1.5 | 6.5 |
| 子どものしつけ | 4.6 | 20.0 | 47.5 | 3.3 | 67.8 | 23.3 | 21.8 | 3.0 | 1.9 | 6.9 |
| 子どもの性格や癖 | 8.2 | 21.2 | 41.9 | 2.5 | 65.5 | 30.3 | 15.6 | 2.8 | 2.8 | 6.0 |

に関すること」53.4％，「子どもの生活や癖に関すること」44.6％となっており，「特に不安や悩みはない」はわずか5.9％に留まっている。多くの人が子育てについての不安や悩みを持ち，ストレッサーと直面している状況となっている。また，表2-9は，「勉強や進学」「しつけ」「生活や癖」の上位3つの不安や悩みを誰に相談しているかを示したものであるが，「家族の者に相談する」「信頼できる身近な人に相談する」「子どもと話し合う」が多くなっている（厚生労働省，2013a）。家族・家庭の問題は家族のなかで解決しようとする傾向を示すものであり，ソーシャルサポートが不足してコーピングがうまく機能しない可能性がある。

　上述のように不安や悩みの上位2位には「子どものしつけに関すること」が挙がっているが，「子どものしつけ」のためと称して繰り返される児童虐待も大きな問題である。厚生労働省（2013c）は，児童虐待を「身体的虐待」「性的虐待」「ネグレクト（育児放棄）」「心理的虐待」の4種類に分類している。児童虐待の相談対応件数（平成24年度）は，児童虐待防止法施行前の平成11年度から5.7倍に増加し，虐待による児童の死亡も高い水準で推移している，と指摘している。虐待という形で繰り返される児童への攻撃は，とりもなおさず親のストレス反応としてあらわれている。親のストレスを家族・家庭内で抱え込むのではなく，社会全体の問題として適切なストレス対策の推進が望まれる。

## （2）学校におけるストレス

　子どもが成長するにつれて，生活の大部分を占める長い時間を学校とそれに関連した活動で過ごすことになる。そのため，学校内のストレッサーによるものだけでなく，学校以外のストレッサーによっても，さまざまな学校不適応の形でストレス反応があらわれることが多くなる。

　近年深刻化が指摘されているいじめや非行，不登校といった個別的，専門的な対応を要する問題だけでなく，学校生活に深くかかわる勉強・受験・課外活動などでの日常的な競争，SNSの普及など情報の急速な変化による友だち関係とコミュニケーションの変化などがストレスを生みやすい状況を作り出している。

　文部科学省が全国の高校１年生に相当する子どもとその保護者（各2,000名）を対象に行った「家庭や学校における生活や意識等に関する調査」（文部科学省，2016）によれば，高校１年生の「悩みや不安」について，「特にない」とする者が46.7％と約半数ある一方で，「進路に関すること（29.7％）」「学校や塾での成績に関すること（23.6％）」といった勉学や進路にかかわるものが突出している。さらにこれらの悩みや不安のうち「特に強いことは何か」の問についても，同じく「進路」と「成績」という結果となっている。

　また，厚生労働省による「平成21年度全国家庭児童調査」（厚生労働省，2013a）の結果から，小学校５年生から18歳未満の児童について，現在もっている不安や悩みをみると，「不安や悩みがない」は20.4％に留まり，「自分の勉強や進路について（50.3％）」が最も多く，「自分の性格や癖（25.8％）」「自分の顔や体型（25.2％）」など学校生活に関連しない個人的な悩みを大きく上回っている。

　これらの調査結果をみると，いずれも学校生活に関連した進路や勉強，成績が子どもにとって大きなストレッサーになっていることが示されている。

　図２-３は，過去約40年間を総合した，18歳以下の日別自殺者数を示したものである（内閣府，2016）。夏休み明けの９月１日の自殺者数が突出して多いことが注目される。このほか，春休みやゴールデンウィークなど学校の長期休

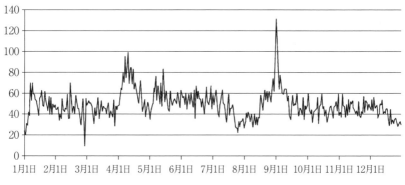

**図2-3** 18歳までの日別自殺者数（人）（内閣府，2016）

業明け直後の自殺者数も多い。なんとも痛ましい状況である。長い休みが明けて学校生活に戻ることは，児童生徒にとって生活環境が大きく変わるきっかけとなり，大きなプレッシャーや精神的動揺が起きやすいと考えられる。友だちとの再会を楽しみにするこのような時期に着目して，ストレスへの適切な対応をすることが重要である。

学業や進路選択がうまくいくことが，児童生徒の自己評価や児童生徒に対する他者評価に直接影響しやすい傾向がある。学校生活で成功することと人生全体において成功することは同じではないのに，児童生徒にとっては同じだと考えられがちである。また，学校を構成するメンバーが児童生徒と教師だけということが，多様な価値観を許容しにくいことにつながっているとも考えられる。

最近はこうした状況を変えるべく，スクールカウンセラーやスクールソーシャルワーカー，保護者，地域の人びとなど教師以外の「おとな」を学校の中に迎え入れ，子どものストレスに対応しようとする試みも拡大している。当たり前だがついおろそかになりがちな，子ども一人ひとりの環境をよく理解し，パーソナリティ全体の成長を支えるといった視点が重視されるべきである。

### （3）職場におけるストレス

「平成24年労働安全衛生特別調査（労働者健康状況調査)」（2013b）によれば，現在の仕事や職業生活に関することで，強い不安，悩み，ストレスとなってい

ると感じる事柄がある労働者の割合は60.9％と高い水準となっており，働く人の多くが日常的にストレス状態を自覚していることがわかる。この調査は5年ごとに実施されており，前回の平成19年度の結果では58.0％である。今回の結果は微増傾向を示しており，依然として高い水準を維持している。また，強い不安，悩み，ストレスを感じる事柄の内容（3つ以内の複数回答）をみると，「職場の人間関係の問題（41.3％）」がもっとも多く，次いで「仕事の質の問題（33.1％）」「仕事の量の問題（30.3％）」となっている。人間関係（対人関係）＝ストレッサーと考えられがちな構図がこの結果からも示されている。こうした不安，悩み，ストレスについて「相談できる人がいる」とする労働者の割合は90.0％となっており，女性（93.4％）の方が男性（87.2％）より高くなっている。相談相手としては「家族・友人」（86.7％）が最も高く，次いで「上司・同僚」（73.5％）となっており，産業医や保健師・看護師，カウンセラー等の専門家への相談は必ずしも多くない。

　こうした職場におけるストレスの状況に関するさまざまな調査結果からの指摘や，ストレス関連疾患としての身体的疾患やうつなどの精神疾患による欠勤や休職の増加を受けて，職場におけるストレスへの組織としての本格的な対応の必要性が高まってきた。いわゆるストレス・マネジメントへの注目である。平成27年12月より，定期的に労働者のストレス状況について把握し，個人のメンタルヘルス増進とともに，職場環境の改善につなげようとするストレスチェック制度が労働安全衛生法により義務化されたこともこうした経緯によるものである。

　職場におけるストレスの特性はどのようなものであろうか。図2－4は，クーパーとマーシャルの職場ストレスモデルである。ここではストレッサーを組織内ストレッサーと組織外ストレッサーに分類している。組織内ストレッサーとして「職務の本質的なもの」「組織の役割」「キャリア発達」「仕事における人間関係」「組織構造や風土」を挙げ，組織外ストレッサーとして「家庭の問題」「人生の危機」「財政的困難」などを挙げている。これらのストレッサーが不安の程度，神経質な傾向の程度，曖昧性への耐性，タイプA（競争的パーソナリティ）行動などの個人の特性によって調整され，職場的不健康の徴

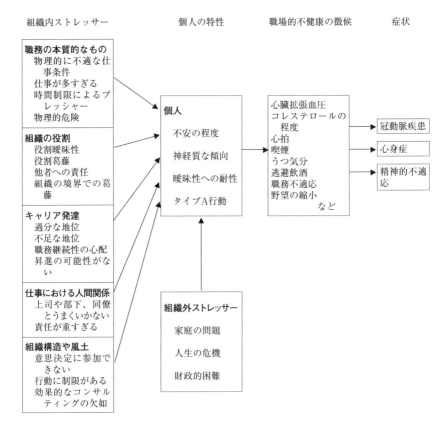

図2-4　職務ストレスモデル（金井，2004より一部改変）

候があらわれるとされる。血圧やコレステロール，心拍に異常が起き，気分が落ち込み，現実逃避的な飲酒が増え，職務不適応感をもち，将来への希望をなくしてしまう，などである。さらにこれらの徴候から，長期的な結果として，冠動脈疾患（心筋梗塞や狭心症発作），心身症，精神疾患などの病気に至ると考えるのである。

　上記の職場ストレスモデルのなかにも示されているが，職場・職務に特有な組織内ストレッサーとして，役割葛藤や役割曖昧性が大きな影響をもつことがある。これらの内容は次のようである。

① 役割葛藤：2つ以上の役割圧力が同時にあり，一方からの要求に従うと他方からの要求に従うことができないため，どうしたらよいか分からず行動できない。
② 役割曖昧性：果たすべき役割について情報が不足していて，行動の仕方がよくわからず行動できない。

ストレスの影響を減らすにはコーピングが重要であることは3．で述べたが，役割葛藤や役割曖昧性に陥ることは，コーピングとしての行動ができなくなることを示しており，ストレスへの対応がより困難になるのである。

また，うつ，不安，心身症傾向と関連性の高いストレスイベントとして，①退職勧告，②単身赴任，③出向，④上司の交代，⑤仕事の段取り変更，の5つが挙げられている（渡辺，1989）。いずれのストレスイベントも，働くことをめぐる大きな環境の変化をともない，働くことについての態度や価値観の変更と働き方そのものを変えることを迫られる出来事であり，環境の変化への対応には大きな労力を必要とするものである。

職場におけるストレスへの対処には，自分のストレスをよく理解し，自分の健康を自分で守る視点の「セルフケア」と職場の安全配慮義務の視点からの「ラインによるケア」を同時に進めることが重要である（河野，2012）。

「ラインによるケア」では，課長などの管理監督者（中間管理職）によるストレッサーの除去（軽減）が主な作業となる。仕事の要求度が高くなりすぎないようにすること，仕事のコントロール度を低くすること，職場におけるソーシャルサポートを多くすること，を考慮した対応が勧められている（河野，2012）。

職場におけるストレスの問題を個人の問題として「セルフケア」だけに委ねるのではなく，職場全体の問題として「ストレスマネジメント」を充実させることが重要である。職場におけるソーシャルサポートを向上する組織づくりを図り，ストレスと上手につきあうことのできる環境を整えることが，働く人の健康だけでなく，職場の生産性向上にも役立つのである。

# 第3章 ストレスの仕組みとストレスマネジメント

## 1. 発達段階におけるストレスの様相

### (1) アタッチメント理論とストレス

　知覚，運動能力も未熟で，自分一人では移動することもできないヒトの乳児にとって，他者から保護され養育されることは生存にとって非常に重要である。人が特定の他者との間に築く情緒的な絆という意味で，ボウルビィの愛着（attachment）概念を紹介するテキストも多いが，この節ではアタッチメントと表記する。

　遠藤（2005）によると，ボウルビィは，*Attachment and Loss*の第1巻（1969）で，アタッチメントを「危機的な状況に際して，あるいは潜在的な危機に備えて，特定の他者との接近を求め，またこれを維持しようとする個体（人間やその他の動物）の傾性である」と定義し，「この近接関係の確立・維持を通して，自らが安全であるという感覚を確保しようとする，あるいはネガティブな情動状態を低減・調節しようとする行動制御システム」であると考えていた。子どもは恐怖や不安を感じた時，病気や疲労の時に，発声，泣き，注視，しがみつきなどの行動を示す。養育者が子どものシグナルに気づくと，声をかけたり，抱いたりして慰める。子どもは，このような相互作用の経験を通して，「アタッチメント対象が誰であり，自分が必要とする時に，そのアタッチメント対象からどんな応答が期待できるか」「自分がアタッチメント対象から愛され，価値のある存在であるのか」という内的作業モデルを形成するとい

う。内的作業モデルとは，過去の相互作用から作られた心的な表象であり，養育者との具体的なやりとりだけでなく，自分を取り巻く世界や自分自身に関する抽象的で一般化された心的表象である。この内的作業モデルを使って，周りの世界が解釈されたり，他者の行動を予測したり，自己の行動を計画したりすると仮定されている。

　子どもが養育者との間で経験する相互作用には個人差がある。エインズワースは，乳児のアタッチメントの個人差をとらえるため，ストレンジ・シチュエーション法を考案した。見知らぬ人への対面，養育者からの分離と再会という，乳児にとってストレスフルな状況を実験室で作り出す方法で，観察された乳児の反応から3つのアタッチメントのタイプに分類する（表3-1）。Bタイプ（安定型）の乳児は，親との分離の際には後追いをして泣くなどの反応を示すが，親との再会時には自分から接触を求めて近づき，慰められる。Aタイプ（回避型）の乳児は，分離時に苦悩や混乱をあまり見せず，再会時にも親に関心を示さないように見える。Cタイプ（アンビヴァレント型）の乳児は，親との分離時に非常に強い苦悩や混乱を示し，再会時には怒りや困惑といった矛盾した行動をとることがある。表3-1に示した乳児の養育者の日常のかかわり方を見てわかるように，AタイプやCタイプのような不安定型のアタッチメントをもつ子どもの反応も，親との分離というストレス状況に対しては合理的で有効な対処行動であるといえる。たとえば，Aタイプの乳児の親は子に対して一貫して拒否的であり，子は親にシグナルを出しても意味がないため，親との一定の近接を保つためには，泣きなど情動表出を最小限に抑えた方がよい。またCタイプの乳児の親は，子の発するアタッチメントシグナルに鈍感で，子への応答が一貫していない。よってCタイプの子は，Bタイプの子よりも親と安心して離れることができず，アタッチメントシグナルを最大限に表出することで，親の関心を引きつけようとするのである。

　乳幼児は，何か不安を感じると実際に養育者にくっつくことで不快な情動を低減する。不安がおさまったら，養育者を安全な基地として，外界に興味をもち探索行動を行うことができる。成長すれば，実際にその場にアタッチメント対象がいなくても，内的作業モデルがその役割を果たす。内的作業モデルは，

表3-1　アタッチメントタイプの行動特徴と養育者の関わり方（遠藤・田中，2005）

| | 実験場面での子どもの行動特徴 | 養育者の日常の関わり方 |
| --- | --- | --- |
| Aタイプ<br>（回避型） | 養育者との分離に際し，泣いたり混乱を示すということがほとんどない。再会時には，養育者から目をそらしたり，明らかに養育者を避けようとしたりする行動が見られる。養育者とは関わりなく行動することが相対的に多い。 | 全般的に子どもの働きかけに拒否的にふるまうことが多く，他のタイプの養育者と比較して，子どもと対面しても微笑むことや身体接触することが少ない。子どもが苦痛を示していたりすると，かえってそれを嫌がり，子どもを遠ざけてしまうような場合もある。子どもの行動を強く統制しようとする働きかけが多く見られる。 |
| Bタイプ<br>（安定型） | 分離時に多少の泣きや混乱を示すが，養育者との再会時には積極的に身体接触を求め，容易に静穏化する。養育者との分離時にも実験者からの慰めを受け入れることができる。また，養育者を安全基地として（養育者と玩具などの間を行きつ戻りつしながら），積極的に探索行動を行うことができる。 | 子どもの欲求や状態の変化などに相対的に敏感であり，子どもに対して過剰なあるいは無理な働きかけをすることが少ない。また，子どもとの相互交渉は，全般的に調和的かつ円滑であり，遊びや身体接触を楽しんでいる様子が随所にうかがえる。 |
| Cタイプ<br>（アンビヴァレント型） | 分離時に非常に強い不安や混乱を示す。再会時には養育者に身体接触を求めていくが，その一方で怒りながら養育者を激しくたたいたりする。全般的に行動が不安定で随所に用心深い態度が見られ，養育者に執拗にくっついていようとすることが相対的に多い。 | 子どもが送出してくる各種アタッチメントのシグナルに対する敏感さが相対的に低く，子どもの行動や感情状態を適切に調整することがやや不得手である。子どもとの間で肯定的な相互交渉を持つことも少なくないが，それは子どもの欲求に応じたものというよりも養育者の気分や都合に合わせたものであることが相対的に多い。結果的に子どもが同じことをしても，それに対する反応が一貫性を欠いたりすることが多くなる。 |
| Dタイプ<br>（無秩序・無方向型） | 接近と回避という本来ならば両立しない行動（例えば顔をそむけながら養育者に近づこうとする）が見られる。また，不自然でぎこちない動き，タイミングのずれた見当違いな行動や表情を見せる。突然すくんでしまったり，うつろな表情を浮かべじっと固まって動かなくなったりする。総じてどこへ行きたいのか，何をしたいのかが読み取りづらい。時折，養育者の存在に怯えているようなそぶりをみせることがあり，むしろ初めて出会う実験者に，より自然で親しげな態度を取るようなことも少なくない。 | Dタイプの子どもの養育者の特質に関する直接的な証左は少ないが，Dタイプが被虐待児や抑うつなどの感情障害の親を持つ子どもに非常に多く認められることから以下のような養育者像が推察されている。多くは外傷体験などの心理的に未解決の問題を抱え，精神的に不安定なところがあり，突発的に表情や声あるいは言動一般に変調を来し，パニックに陥るようなことがある。言い換えれば子どもをひどくおびえさせるような行動を示すことが相対的に多い。 |

対人関係において自動的，無意識的に作用するため，児童期，青年期，成人期と比較的安定していると仮定される。一般的に，成人期のアタッチメントは不安と回避によって個人差を把握する。不安は重要な他者から拒絶されること，見捨てられること，愛されないことを心配する程度であり，回避は他者との親密さや依存を制限する程度である。2つの次元から，不安が高く回避が低い「とらわれ型（不安・アンビヴァレント型ともいう）」，不安が低く回避が高い「拒絶・回避型」，不安も回避も高い「恐れ・回避型」，不安も回避も低い「安定型」の4つの類型に分けられる（Bartholomew & Horowitz, 1991）。

こうしたアタッチメントのスタイルの違いが，ストレスへの対処方略の違いを生むこともある。安定型ととらわれ型の人は回避型の人よりも社会的なサポートを求める傾向があることや，安定型の人は差し迫った試験などの課題を，脅威ではなくポジティブな挑戦と評価すること，逆に不安の高い人（とらわれ型と恐れ・回避型）は，課題を脅威とみなし失敗を避けようとすることなどが示されている（ロールズ＆シンプソン，2008）。これは，不安の高い人は人から拒絶されたくない気持ちが強いため，成功を求めるよりも，失敗を恐れてしまうことによる。

## （2）アタッチメント理論からみた児童虐待

エインズワースの理論による3タイプのアタッチメントに当てはまらないタイプとして，Dタイプ（無秩序・無方向型）がある（表3-1）。Dタイプの乳児の特徴は，突然のすくみ，顔を背けた状態での親への接近，再会時に親にしがみついたかと思うとすぐに床に倒れ込むような行動であり，被虐待児に多いという報告もある（遠藤・田中，2005）。養育者の特徴として，抑うつ傾向や極度の精神的不安定，虐待などの不適切な養育行動などが挙げられている。危機的な状況で不安を感じた時に，子どもが逃げ込む安全な避難所として養育者が機能していない，あるいは親自身が子どもを脅かす存在となっている場合，子どもは親への接近と回避という葛藤にさらされてしまう。子どもは不安や恐怖などのネガティブな情動を他者から慰められる経験ができないため，適切に感情を制御する対処方略を学ぶことができない。

**表3-2** 児童養護施設入所児童数（平成25年2月1日現在）

(厚生労働省, 2015aより作成)

|  | 里親委託 | 児童養護施設 | 児童自立支援施設 | 情緒障害児短期治療施設 | 乳児院 |
|---|---|---|---|---|---|
| 児童数 | 4,534 | 29,979 | 1,670 | 1,235 | 3,147 |
| 発生理由が「虐待」* | 1,694<br>(37.4%) | 11,377<br>(37.9%) | 697<br>(41.7%) | 618<br>(50.0%) | 852<br>(27.1%) |

＊理由が「放任・怠だ」「虐待・酷使」「遺児」「養育拒否」によるもの

　日本の全国208カ所の児童相談所が対応した児童虐待件数は，1990年度の集計以降，年々増加し続け，2015年度は10万3,260件と初めて10万件を突破して過去最悪となった（厚生労働省，2016a）。「心理的虐待：暴言や子どもの前で配偶者らに暴力を振るう面前DVなど」が最も多く47.2%であり，前年からの増加率も大きかった。「身体的虐待」は27.7%，「ネグレクト：育児放棄」は23.7%，「性的虐待」が1.5%であった。

　平成25年2月1日現在の児童福祉施設の入所児童数を表3-2に示した。虐待を理由とした割合は，約30～50%を占めているのがわかる。里親委託児，児童養護施設入所児，情緒障害児短期治療施設入所児童において虐待を理由とした入所が，平成20年の調査時よりも増加していた（厚生労働省，2015a）。被虐待児の保護と同じくらい，養育者との関係改善も重要な課題であり，アタッチメント理論に基づいた養育者支援のための介入プログラムも開発されている（北川，2012）。

## （3）子育てをめぐるストレス——アタッチメント理論の誤解から

　ボウルビィのアタッチメント理論が世間で大きく誤解されている点を3つ挙げる。まず，アタッチメント対象が母親もしくは，母親のように密接に世話をする人であるとの誤解である。これはボウルビィが理論を立てた時代的文化的背景を考慮しなければならない。ボウルビィは1950年にWHOの依頼で第二次世界大戦後の戦争孤児らの施設入所の影響を調査し，翌年報告書を提出している。母親から引き離され，あたたかく親密な人間関係を欠いている子どもの状態を，マターナル・デプリベーション（母性的養育の喪失）と表現し，良い施

設よりも悪い家庭で育てられる方が良いと主張した（庄司，2008）。当時の施設は，子どもの栄養面や衛生面のケアが中心で，人との親密なかかわりが重視されていなかった。マターナル・デプリベーションの考えは後に批判され，施設か家庭かが問題ではなく，ケアの質の問題であると現在は考えられている。また，乳幼児は親だけではなく施設の保育士にも安定した愛着を示すこと，乳児の安定した愛着の出現率には，日中の養育が家庭でも施設でも差がないことが見いだされている（高橋，2010）。小さな頃は母親の手で子を育てるべきという考えを「3歳児神話」というが，根拠がなく実証的研究では否定されている。子育て負担感は，仕事をもつ母親よりも，専業主婦の母親の方が高いことが明らかになっている。

　2つ目の誤解は，アタッチメントが乳児期に決定されてしまい変化しないという考えである。虐待を受けて育った人は虐待をする親になるという「アタッチメントの世代間伝達」という概念もある。アタッチメントの安定性や世代間伝達は，支持する研究も支持しない研究もある。アタッチメントに安定性が見られるのは確かだが，それは子どもを取り巻く環境が比較的変わらないこと（死別も離婚もなく，同じ親によって養育されるなど）が理由とも考えられる。特に不適切な養育環境が変化する場合（親の貧困の解消，親の精神疾患の改善，信頼できる養親や施設職員との出会いなど），アタッチメントが変化することが予測される。また青年期以降は，不安を感じたときに慰めてもらいたい人として親だけでなく，恋人も挙げられる。恋人のような新しいアタッチメント対象との関係の質によっても，アタッチメントは変化する。

　最後に，親のかかわりが子どものアタッチメントを決定づけてしまうという誤解である。子どものアタッチメントの個人差は，子どもと養育者との相互作用の経験の積み重ねから生じてくるものであり，一方的に親から子に影響を与えられるわけではない。親との分離や再会時に親に関心を示さない子どもは，Aタイプ（回避型）と分類されるが，物怖じしない，好奇心の強い気質の子どもの場合は，見知らぬ人や場面でも平気でいられる。もし子どもが，よく眠り，ぐずりが少なく，あやせばすぐに泣き止んで機嫌が良くなる気質をもっていれば，子どものシグナルに鈍感である親や，育児経験が少ない親でも育てやすい

だろう。逆に，発達障害に起因するコミュニケーションの取りづらさや多動といった子どもの行動特徴は，障害に関する知識がなく，子育てを助けてくれる人もなく，生活に余裕のない親をいらだたせ，不適切な養育に結びつく要因となりうる。虐待は決して許されないが，虐待をしてしまった親の抱える困難についても目を向ける必要がある。

### （4）成人期の夫婦関係

　平成23年度社会生活基本調査によると，6歳未満の子どものいる家庭では，妻が家事と子育てに費やしている時間は夫の5倍以上であり，子の有無にかかわらず，すべての年齢層で妻は夫よりも家事関連の時間が長い。夫一人が家計を支えて妻が専業主婦の世帯よりも，夫婦ともに仕事をしている世帯が以前よりも増加したため，「男は仕事，女は仕事も家事も子育ても」となっている。2015年度の育児休業の取得率は，女性が81.5%に対して，男性は平成8年度の初回調査以来，過去最高となったにもかかわらず2.7%にすぎない（厚生労働省, 2016b）。日本の伝統的性役割分業意識を背景とした男性の長時間労働や，男性が育児休業を取ることへの無理解があると考えられる。夫婦に子どもができると，妻も夫も相手への親密性は低下する（小野寺，2005）。子育て期には，妻は著しく夫婦関係の満足度を低下させるが，夫が子育てに関与すると，妻と夫の両方の満足度が高まるという（伊藤，2015）。

　中年期の夫婦間のコミュニケーションを調査した結果から，妻は悩みや迷いがあると夫に相談したり，夫の相談に対して親身になって一緒に考えるといった特徴が高かった。一方，命令口調で言う，いい加減な相づちをうつなどの特徴は夫に多く見られた（平山・柏木，2001）。40代から70代の夫婦に結婚生活を継続している理由を尋ねた調査では，「配偶者を信頼している」「心の支えにしている」といった愛情と信頼に基づく理由が，男女ともに最も得点が高かったものの，女性よりも男性の方がその得点が高かった。一方，「いまさら別の人とやり直すのは面倒」「配偶者がいないと経済的に成り立たないから」といった結婚に留まる利便性や諦めといた理由は女性の方が得点が高かった（伊藤・相良，2015）。結婚や夫婦をめぐる現状から考えると，特に女性にとって

## （5）親の離婚が子どもに及ぼす影響

　平成26年の婚姻件数は約64万3,000組である一方，その年に離婚した件数は約22万2,000組であった。そのうち12万9,000件は20歳未満の子どもがいる家庭である（厚生労働省，2015b）。両親の離婚の経験が子どもの発達に及ぼす影響については，経済的困難，離婚経験の時期，両親間の葛藤，養育の質，別居の親との面会の有無などさまざまな要因が関係する。

　離婚は経済的な困難を引き起こす。平成24年の国民生活基礎調査によると，ひとり親家庭の相対的貧困率は54.6％であり，大人が2人以上と子どもからなる世帯の相対的貧困率（12.3％），全世帯平均の相対的貧困率（16.1％）と比べて非常に高い。相対的貧困率とは，貧困線（等価可処分所得の中央値の50％）以下の所得で暮らす子どもの生活状況であり，日本の2012年の貧困線は122万円であった。日本のひとり親家庭の相対的貧困は，2010年の調査でOECD加盟国34カ国中最も高い（内閣府，2014）。日本では夫婦が離婚した場合，母親が親権者となることが多いが，母子世帯の半数以上が非正規雇用であり，所得が極めて低いことが原因である。母子世帯はほかの世帯より，生活が「大変苦しい」（49.5％），「やや苦しい」（35.2％）と答えており（厚生労働省，2014），深刻な状況である。親の離婚を経験した大学生を対象とした調査では，親の離婚時に10歳から17歳だった人の方が，親の離婚時に8歳以下であった人よりも抑うつ傾向が高かった（野口，2013）。親の離婚とそれに伴う経済的な問題は，青年期の子どもにとって，高等教育への進学といった自分自身の進路にかかわる脅威的な出来事として体験されたのかもしれない。男女の経済格差を解消し，子育ては母親だけの役割ではなく，社会全体で育てるものといった視点が必要である。

## 2．家庭・学校・職場におけるストレスマネジメント

### （1）ストレスマネジメントとは

　ストレッサーに対する人間の心身のメカニズムや反応を理解し，ストレス反応を軽減あるいはストレス障害の予防や回復を行うことをストレスマネジメントと呼んでいる。

　ストレス理論は，医学と心理学に共通する理論であり，多くの精神的症状や身体的疾患とストレスの関係およびその対処法が研究されている。ストレスマネジメント教育は，ストレスについての正しい知識や対処方法を身につけることである。

　ストレスに対処するためには，ストレス反応の発生メカニズムの各要因である「ストレッサー」「認知的評価・対処能力」「ストレス反応」に，それぞれ働きかけることが必要である。ストレス理論を理解することで，今まで自己コントロールできなかったストレス反応が対処可能であることを理解（認知的評価が変化）することになる。

　原因となるストレッサーを取り除くことができれば，ストレス反応をなくすことができる。これはストレス対処法の最も基本になるアプローチである。ストレッサーは，多くの場合，複合して作用するので，それぞれのストレッサーのレベルを低減し，その総和を下げることも重要である。原因となるストレッサーへのアプローチとしては，問題の解決，環境の調整や，何も考えない，楽しいことに熱中するなどの思考のコントロールが必要である。

　認知的評価とは，ストレッサーが，どの程度の脅威であるのか判断することである。そのストレッサーがどの程度の脅威かという判断は，個人の性格や自己能力の評価，自信，信念などがかかわっているので人によって異なる。認知的評価は，ストレス反応に大きな影響を及ぼしている。したがって，このような認知的評価を修正することが，ストレス状態を克服する有効な方法になる。

　対処能力・スキルを獲得することは，ストレッサーに適切に対処できること

になり，問題が解決することになる。しかし，従来のスキルが役立たない事態である場合には，新しい対処方法を工夫したり，周囲の人たちから学ぶ必要がある。

そのほか，ストレス状態では，行動や感情の「自己コントロール力」が失われてしまい，それまでにできていた日常の生活行動ができなくなることがある。このような場合，日常生活を自分の力でできるように支援し，自己コントロール力を取り戻させ，ストレッサーに対する対処可能感を高める必要がある。

ソーシャル・サポートもストレス低減に有効である。自分一人の力では対処できないことでも，援助してくれる人がいる場合，問題を解決したり，気持ちを前向きに切り替えることができる。

ストレス反応への働きかけとして，休息や睡眠，運動，感情の表出や発散などは，心身をリラックスさせて心身の回復機能を活性化させ，ひいてはストレスによる問題を解消することになる。

リラクセーションは，リラックスな状態を取り戻し，ストレス反応を低減させる。近年医学的にもその有効性が確認され，ストレスマネジメントの方法として活用されている。

## （2）家庭におけるストレスマネジメント

家庭は安心・安全が確保されてこそ家庭といえる。家庭では気ままに振る舞うことができ，リラックスして心身の疲労を回復することができる。そして，喜び，悲しみ，希望など感情や夢を共有する家族の存在は，生きる意欲や勇気を与えてくれるものである。しかし，家庭の人間関係は親密であるとともにこじれてしまうと深刻な問題となってストレスを高めることになる。家庭におけるストレスマネジメントとは，家庭がもつ本来の機能を発揮できるようにすることでもある。

### a．癒しの場

家庭が癒しの場としての機能を十分に発揮するためには，心の開放が必要である。家庭が団欒の場となれば，家族がゆとりをもってかかわりあえることが

できストレスが発散される。

#### b．わが家のルール

　家庭には家族が共有する判断や行動の基準となるルールがなければいけない。ルールを設けることで家庭内のストレスを減少させることができる。ルールを作る際は，人として大切なことや，家族にとって大切にしたいことを中心に据え，家族全員で話し合って作ることが重要である。形骸化させないためには，基本ルールを3～5個に留め，できるだけシンプルにすることである。

#### c．子育ての場

　家庭は子どもの人間形成にとって，もっとも重要な場である。しつけを通して基本的な生活習慣の形成，人間関係においての思いやりや感謝の気持ち，自己のストレスマネジメント等，社会化の第一歩は家庭からなされる。子どもが心身ともに健康に発達するためには，親の愛情，適切な衣食住の環境，そして十分な睡眠，適度な運動などを含む規則正しい生活が何よりも大切である。子どもについての親のストレスは子どもを理解できていないことが一因である。あたかも操り人形のように親の思いのまま動く子が，いい子と誤解することにより親子ともストレスを感じてしまう。「完璧を求めない」「一般論にとらわれない」「一人で子育てをしようと思わない」「子どものためにすべてを犠牲にしない」「子どもの良い面を見るようにする」「子育てを楽しむ」「子育てを急がない」「子どもの力を信頼する」「他の子と比べない」「子どもの人格を否定しない」などといった基本を押さえつつ，柔軟に対応することが子育てのコツといえる。

　また，親自身が心身ともに安定し，人と協調し意欲的な生活を送ることが，子どもの心の健康にとって重要であるので，親自身が健康的な生活を送ることが大切である。

#### d．子どもの何を育てるのか

　子どもに自分と他者に対する信頼感を育てることが，第一の課題となる。有

能感，自己効力感，自律心，自発性，道徳心，勤勉性，主体性など，自ら環境とかかわっていこうとする態度と自信を育てることと，他者と協調することができるようになることが重要である。

## （3）学校におけるストレスマネジメント

　学校におけるストレスマネジメントは，児童生徒がセルフ・ケアできる力を育てることであり，困難な状況を乗り越える「生きる力」を育てるという学校教育本来の目標と一致する活動といえる。

　現在の先生は，莫大な量の仕事を抱え，長時間労働を強いられるストレスフルな状況にある。そうした中にあっても，先生は子どもの行動モデルであるので，教師自身のストレスマネジメントができていなければいけない。学校場面における先生のストレスマネジメントの鍵を握るのは校長である。校長は教師のストレスマネジメントについて，積極的に組織的に取り組む責任がある。また学校は子どもにある程度のストレスを経験させる場である。人生にはストレスがつきものであるので，子どもにはストレスマネジメント力を養うストレスマネジメント教育を導入することが求められている。

　学校は基本的には同年齢の集団生活の場である。同年齢であるだけに，自己を他者と比較しやすく，競争意識も強くなる。その結果，ストレス体験も多くなる。学校は人間関係のストレスマネジメント教育の機会が得やすい場なのである。子どもにとって学校の主なストレスは，勉強・試験・成績などの学習に関するものと友だちや先生との人間関係に関するものを挙げることができる。

### a．学習のストレス

　苦手で嫌いな教科の学習ではストレスが強くなる。いくら努力しても満足が得られなければやる気をなくし，何をやっても無駄だという信念をもつようになる。そして，何に対しても受動的で非活動的になってしまう（学習性無力感）。また，やらされるという意識（他動性感覚）ではやる気にはなれないものであり，自分で決めたという意識（自己決定感）や，自分が周りを変化させる原因となっているという感覚（自己原因性感覚）がやる気へとつながっていくので

ある。自分が行為の主体であり，自分の行為を自分自身で統制できているという確信と，外部からの要請に自分自身がきちんと対応しているという確信（自己効力感, self-efficacy）が高ければ高いほど，動機づけが高まり，ストレス耐性が強くなるのである。

　遅れた学力を取り戻すには，理解できるところまで戻り再学習する。一人でできなければ指導者をつけて取り組みを励まし，努力を認めていくことが大切である。そして，自己効力感を高めていく取り組みを同時に行う必要がある。普段の学習において，アクティブラーニングなどの主体的に取り組む学習方法を取り入れることは，興味・関心・好奇心をもちやすく，内発的動機づけを高めるので，学習のストレスも軽減させるのに効果的である。自ら考え主体的に行動すれば，失敗はつきものである。子どもの失敗をおおらかに受け止めることが子どもの主体性を伸ばしていくことにつながるのである。

ｂ．友だち関係のストレス

　友だち関係のストレスは，良好な人間関係の形成や維持に必要な技能（社会的スキル）の不足によって生じることが考えられる。したがって，社会的スキル教育を行うことで，人間関係によるストレスは軽減される。特に，引っ込み思案，無気力，攻撃行動によるストレスの改善には有効である。社会的スキル教育の柱は，「人間関係の良好な発展についての知識の学習」「相手の感情や思考を理解し尊重するといった人間関係を築くスキルの学習」「自分の感情や思考を相手に伝え，集団活動に参加するスキルの学習」「自分・相手・周囲を考慮して，人間関係の問題を解決するスキルの学習」などがある。基本的な社会的スキルの場面としては「挨拶」「自己紹介」「仲間に入る」「仲間に誘う」「質問をする」「申し出を断る」「頼みごとをする」「話を聴く」「共感する」「思いやり，いたわる」「トラブルを解決する」などがある。

　E.H. バーンのエゴグラムによれば，人間関係には，「I'm not OK, You're not OK.」「I'm OK, You're not OK.」「I'm not OK, You're OK.」「I'm OK, You're OK.」の４つの形がある。自分と相手を大切にする表現技法，つまり「I'm OK, You're OK.」の関係をアサーションという。アサーション・トレー

ニングも社会的スキル教育に含めることができる。

## （4）職場におけるストレスマネジメント

　職場のストレスには，職場の物理化学的なストレッサー，作業方法，勤務形態，職務内容の量と質，労働時間，人間関係，職場組織などの職場環境のストレッサーと，性格や能力などといった個人要因に由来するストレッサーに分けることができる。

　環境に適応するには環境を自分に合うようにする調節と，自分を変えて環境に合わせる順応がある。順応することが難しければ，環境を変えなければいけないが，人間関係の場合は，相手を変えようとすることは至難の業である場合が多いので相手への自分の対応を変えることのほうが容易である。新入社員に対しては，職場の先輩が，日常的にコミュニケーションをとりながら助言者，指導者となって，後輩を支援していくパーソナル・チューター・アドバイザーとかプリセプターあるいはメンターと呼ばれる仕組みを取り入れていくことによりストレスを予防することが可能である。チューターは仕事に取り組む心構え，姿勢，考え方，手順，注意点などについて助言するばかりでなく，新入社員の悩み，つまずきにも気づきやすく，問題の早期発見，早期対応をすることができる。

### ａ．認知行動療法

　近年，人の認知過程における否定的な自動思考や完全主義といった非現実的態度などの認知の歪みに注目し，問題解決に向けて歪んだ認知を修正して，不適切な行動の変容を目指した認知行動療法が注目されている。

　**認知の歪み**　「認知の歪み」には，○か×か，白か黒かなどの「二者択一思考」，一つの出来事で全部を決めつけてしまう「過度の一般化」，自分とは関係のない出来事を自分に責任があるように思ってしまう「自己関連づけ」，自分の感情や気持ちから出来事の是非・意味を判断する「感情的判断」（たとえば，「不安が起きているから，この問題は解決できない」），自分の悪い点や失敗などを過大視，良い点や成功を過小視するなどの歪みがある。この歪みを点

検し，より適切な思考に改善していくことで，ストレッサーの影響を軽減することができる。

　ストレス状態にある場合は，①物事のとらえ方に歪みや偏りがないか点検し，②歪みや偏りがあれば，適切な考え方を検討する。③適切な考え方に従って行動することで，次第に適切な物事のとらえ方を身につけることができる。

　**自己・世界・将来に関するスキーマ**　「完璧にやらなければいけない」「成功しなければ，幸せになれない」「楽しんでいたり，遊んでいてはいけない」「人を喜ばせ，誰からも愛されなければならない」「強くなければいけない」「注目され，尊敬されねばならない」「私は役立たずで，駄目な人間だ」「人は私を受け入れてくれない」「私は醜く，女性としての価値がない」などは自己についてのスキーマであり，「人は皆，自分勝手だ」「人は裏切るものであり，信用できない」「人は冷淡で，批判的だ」「世の中は金がすべてだ」「早いことは価値があり，急がねばならない」「世の中は常に公平であるべきだ」「ほかの人たちは皆，優秀だ」などは世界についてのスキーマである。また，「夢も希望もない」「いい仕事に就くことなど，まず不可能だ」「私は一生孤独だ」「ろくな死に方をしない」などは将来についてのスキーマである。

　こうした認知の歪みやスキーマを修正するには，ほかの人ならどう感じ，どう対応するかの情報を集め，自分の感じ方，考え方，対応の仕方が，ほかの人とどのように違っているのか理解することから始める。たとえば，誰からも好かれなければいけないという思いは，誰からも好かれればいいが，それはあり得ないと思い，あきらめることも必要になる。

### b．リラクセーション法

　リラクセーション法は，ストレス反応の軽減に即効的に働くものである。継続的な訓練で，自律機能が回復しストレスに強い心身へと変化させることができる。代表的なリラクセーション法には，身体各部を移動しながら，その筋肉の緊張と弛緩を繰り返す漸進的弛緩法や副交感神経系の賦活効果がある腹式呼吸法がある。腹式呼吸は，おなかを膨らませながら鼻から息を吸い，おなかをへこませながら口から息を吐くという呼吸をいう。特に，吐く息に注意して，

長く，深く，ゆっくり行うものである。いつでもどこでも準備なしでできるといった利便性をもっている。

　そのほかのリラクセーション法として，「私は，とても大切な人間です」「私は自分を愛しています」「私は皆と仲よくして，これから元気に生きていきます」など，自分で自分を励ます言葉を断定的にかけるアファメーションなど，多くの方法があるが，自分に合う方法を見つけることが大切である。その際，できればお金のかからない方法を見つけることが大切である。なぜならば，お金がかかるとそのことがストレスになるからである。

# 第4章 ストレス社会への接近

## 1. 生活行動における健康と不健康

### (1) 健康とは何か

WHO（世界保健機構）憲章では,「健康」を以下のように定義している。

> 健康とは，完全に，身体，精神，及び社会的によい（安寧な）状態であることを意味し，単に病気ではないとか，虚弱でないということではない。
>
> (Health is a state of complete physical, mental and social well-being and not merely the absence of disease or infirmity)

WHOの定義は，人間が持ち合わせているある一面だけをとらえて「健康」を決定づけることはできないと述べており，人間を取り巻く環境や社会情勢においても健康は左右されることを意味している。よって「健康」と「不健康」，あるいは「病気」である状態に明確な境界線はなく，実にさまざまな概念がある。その健康の評価は，正常と異常，あるいは数値などを用いて平均的な基準から逸脱しているかどうかや，症状の有無などのほか，さまざまな状況に対応できているかどうかといった適応と不適応による評価，社会における健康観によっても「健康」の概念は揺れ動く。さらに，その人独自のきわめて個人的な判断でも「健康」はとらえられる。また，人間にはさまざまな側面があり，ある一面が健康な状態であってもある一面は不健康な状態になることもある。たとえ病気や障害があっても，それを含めて人権や生活の質が健全な状況であれば，一概に「不健康」な状態だとはいえない。つまり，正常と異常，健常と障

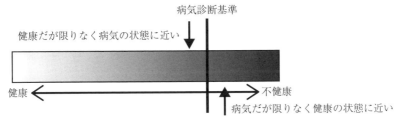

図4-1　健康と不健康の連続体概念

害や病気，健康と不健康の概念は，はっきりと区別できない。これらは，絶えず変化し流動的で多様な解釈ができるとともに，「病気」があるかどうかという一点に囚われることなく，「健康」と「不健康」は波のように揺れ動く。つまり人間の中にはいくつもの「健康」と「不健康」が分布している。

このように，「健康」と「不健康」な状態を分けて考えるのは非常に難しい。そこで，分けて考えるのではなく「健康」と「不健康」を一つの連続体としてとらえる連続体概念（Health-illness continuum）が近年主流となっている。

「健康」と「不健康」の境界は非常に不明瞭で輪郭をなさない連続体であるとする。その上で「健康」と「不健康」を意味づけるには，年齢，性別，発達段階，性格，家族背景，生活背景，文化，教育，身体能力など，さまざまな要因が関係していることはいうまでもない。「健康」か「不健康」か，あるいは「病気」か，「正常」や「異常」という状態を意味づけるには，その人がもつ特性や環境因子，あるいは社会背景が大いに影響するということになる。

## （2）21世紀は心の時代

「21世紀は心の時代」と呼ばれる。高度テクノロジー化に伴うコミュニケーションの多様化，少子高齢化，家族構成の変化や社会構成の変化，超高齢化社会および多死社会，それに関連した介護問題，虐待や差別，自殺問題，いじめや引きこもり，環境汚染，地球温暖化，頻発する災害，終焉をみないテロ，経済不安など，目まぐるしく変貌する社会は「ストレス社会」と呼ばれる。

子どもから高齢者まで世代ごとに，あるいはすべての世代において，日常的に心のケアに対する人々のニーズは増加の一途をたどっているといえよう。ま

た，近年偶発的に度重なって起きる災害やテロを受け，非日常的なストレスに対する専門的な心のケアへの関心も飛躍的な高まりをみせている。

　このストレス社会は私たちの人体にどのように影響し，また私たちの生活行動にいったいどのような変化をもたらしているのか。ストレス社会における生活行動と「健康」への影響について考えてみる。

## （3）人体とストレス

　人間がさまざまな条件下でも生きていけるのは，私たちの人体を取り巻く外部環境がさまざまに変化しても，人体の内部にある内部環境がほぼ一定に保たれているからである。これを身体の恒常性（ホメオスタシス）という。

## （4）生活行動と健康

　さて，私たちは日々の健康な生活を維持するためにストレスに対処し，一つひとつの生活行動を組み合わせながら日常の営みを続けている。この一つひとつの生活行動は，呼吸をすること，体を自由に動かすこと，食事をすること，すっきりと排泄すること，良質な睡眠をとること，感情をコントロールすること，社会の一員であること，自分らしくあることなどがあり，身体的・精神的・社会的側面から成り立っている。これらの生活行動が何らかの影響で阻害された場合，その人の生活行動だけでなく生活行動によって成り立っている身体的・精神的・社会的側面の健康もまた脅かされることになる。

　また，生活行動の破綻がどれだけ健康に影響するのかは，近年頻発する災害による健康被害でも明らかになっている。未曾有の大災害となった東日本大震災（2011年）や熊本大震災（2016年）では，一瞬にして日常生活の場を奪われ，多くの人々の生活が破綻した。

　そうした環境の中でも，食べ物を口にし，眠る場所を作り休息をとる，助け合いながら一つひとつの生活行動を取り戻そうとする人々の姿が今でも鮮明に思い出される。日常生活を失ったことで，暖かくしてぐっすりと眠ることもできない，食べることもままならないといった環境の変化やストレスからくる不眠や頭痛，慢性疲労感，食欲不振や吐き気，排泄パターンの変調，免疫力の低

下などといった身体不調はもちろん，大切な家族や友人，同僚，ペットを失うという，言葉では十分に言い表せないような喪失感を日常的に感じることからくる抑うつ状態などによって，人々の健康が奪われたのは明らかであり，急性ストレス障害（ASD：Acute Stress Disorder），心的外傷後ストレス障害（PTSD：Post Traumatic Stress Disorder）がクローズアップされたのは記憶に新しい。とくに，今まで経験したことのないストレス状況（生活環境の変化，人間関係の変化，職場・学校が変わる，大切ない人との別れ，災害，事故）は，本人自身もどのようなストレスが体験されるのか予想できないために，本人の自覚しないところでダメージが進行し，心のケアが遅れてしまうことさえある。喪失に伴う精神症状は，直後にあらわれることもあれば，数か月たってからあらわれることもあるという。心的ストレスで自殺する被災者もおり東日本大震災でも2013年までに117名が震災に関して自殺していると報告されている（内閣府自殺対策推進室，2014）。この事実から，生活行動が安心・安全に行える環境にあることは，私たちの「健康」を維持する上で欠かせない要素となっているのである。

### （5）生活行動の中にある健康と不健康

　人は日常生活の破綻によって心身ともに容易に不健康な状態になる。しかし，人は生活の中で自分の行動をコントロールし健康を維持することもできる。健康的な生活行動に影響する要素は，個人の特性（性別，年齢，人格，遺伝的要因，生物学的要素），社会情勢や社会背景，生活環境，知識の欠如，文化規範，家庭内力動，社会的地位など多岐にわたる。同じストレスを受けても「健康」を維持できる人もいれば，「不健康」な状態に傾く人もいる。同じ生活行動でも，個人によってはより健康にさせるものもあれば，逆に不健康にさせるものもある。

### a．良質な睡眠／不眠

　**眠れない日本人**　2014年4月，2年ぶりに厚生労働省が「健康づくりのための睡眠指針」を改訂した。この背景には，睡眠が健康的な日常生活を送る中

で欠かせない要素にもかかわらず，日本人の5人に1人がなんらかの睡眠状況に悩んでいるといわれ，睡眠障害が私たちの生活に支障をきたす大きな問題となっている現状がある。ただ単に睡眠障害といってもその症状はさまざまで，布団に入ってもなかなか寝付けない入眠困難や，寝付けても途中で目が覚めてしまう中途覚醒，朝早い時間に目が覚めてしまいその後眠れない早朝覚醒，睡眠はとっているはずなのに眠った気がしない熟眠障害があり，人によってさまざまな形で睡眠のリズムが崩れることがある。睡眠障害が起きる原因も多様であり，飲酒，テレビやインターネットによる刺激，不安やストレス，睡眠に適さない環境など，その人の生活によって違いがある。このほかにも，睡眠関連呼吸障害群といった睡眠時無呼吸症候群や，ナルコレプシーといった中枢性過眠症群もある。

**サーカディアンリズムを狂わせる現代社会**　通常，人間の睡眠のリズムは，24時間周期で変動するサーカディアンリズム（概日リズム）によって，朝の太陽の光によって目覚め，日が沈むと眠くなるという生理現象によってコントロールされている。サーカディアンリズムは約1時間ごと後ろにずれていく性質をもっているため，規則正しい生活をしていても周期をリセットする必要がある。しかし，太陽の光や日没に関係なく生活する私たち現代人の不規則な生活リズムは，容易にこの原始的な生理的リズムを乱してしまう。

**良質な睡眠を獲得するための生活行動**　さて，ではどのような生活行動が良質な睡眠を得るために効果的なのだろうか。樺沢は，著書の『精神科医が教えるぐっすり眠れる12の法則』で，表4-1のように生活行動の改善案をまとめている。

　逆に，良質な睡眠の妨げとなる生活行動もある。テレビ，パソコン，スマートホンなどから発せられる強い光はスムーズな入眠に支障をきたす。そのため，就寝前はさけた方がよい。カフェインは覚醒作用があるので摂取しない方がよい。眠れないといって飲むアルコールも避けた方がよい。寝つきは良くなっても，アルコールによる覚醒作用によって中途覚醒する。

表4-1　ぐっすり眠れる12の法則（樺沢, 2013）

1. お酒をやめる
2. 就寝前3時間は飲食をしない
3. 入眠前にカフェインは取らない
4. 入浴は就寝の2時間前までに済ませる
5. 眠る前に柔軟体操, ストレッチを行う
6. 入眠前, アロマ, 音楽, お香など視覚以外の五感を刺激する
7. 入眠前は真っ暗で過ごす
8. エアコン設定は高めの終夜運転が最適
9. 毎日同じ時間の起床就寝を心がける
10. 心配事は考えない
11. ストレスを抱えない
12. 1〜11の改善を心がける

## b．おいしく食べる／拒食と過食

**現代の食行動の背景**　多くの人が1日3食, 朝・昼・夕と食事をする。食べるという行動は, 単に人間にとって生きるための生理的欲求に基づく行動だけではなく, 食事を楽しみ満足を得るといった精神活動も合わさることでその人の生活そのものを豊かにする生活行動である。さらには誰かと一緒に食事をすることは, 家族や社会でのコミュニケーションの場としても欠かせない価値をもつ。食生活の欧米化により生活習慣病などの問題もあるが, 真夜中におなかがすいても24時間営業している飲食店やコンビニに行けば食べ物はいつでもどこでも手に入るようになり, 食生活行動を取り巻く私たちの社会環境は非常に便利になっている。

**ボディーイメージの歪みと社会的価値観**　しかし飽食の現代, 10代から20代の若い女性を中心に増えているのが行き過ぎたダイエットによる拒食, あるいは過食である。若い女性がダイエットを始めるのは「太っていると思うから」「痩せているのが美しいから」という理由が多いが, この「太っている」や「痩せている」というボディーイメージ自体がすでに非常に歪んでいる場合が多く, ボディーイメージの歪みが病的な食行動に発展することもある。

**拒食**　拒食は, ダイエットを始めるにあたり食事の量を減らしたことをきっかけに, カロリー計算や極端な食事制限, 徹底的な食事管理をすることで

エスカレートするケースが多く，食べられる物が最終的に数品に限定されていくことは珍しくない。あるファッションモデルは，痩せた体を維持するためにリンゴしか食べない生活を1年も続けたともいう。看護師である筆者が担当した拒食症患者で，果物（しかも一種類）しか食べられなくなってしまった女性がいた。この女性は，太ることを極端に恐れ，それ以外は口にせず極度に痩せ細った自分の体を見たり触ったりして笑みを浮かべ満足していた。当然，肌つやは悪くシワが増え，生理も止まっている。しかし，そういった不健康な状態には関心が薄く，自分の体重が増えないことに強い関心を寄せていた。人間は食べなければエネルギーを摂取できず死に至ることさえある。そのことは頭でわかってはいても，「食べる」という行動につながらず生命の危機の状態にまでなってしまっていた。

　健康を目的としたダイエットであれば，油ものを避けたり，揚げ物の衣を外すなどの行動があっても周囲は不思議に思わないだろうが，極端に時間がかかる，食べ方がおかしい，という行動の変化に周囲が気づき，拒食症が発見されることもあるので，誰かと食卓を囲む際は食行動をぜひ気に留めて欲しい。

　**過食・自己嘔吐**　ダイエットを続けると当然体は飢餓状態となり，その反動で過食症となるケースも多い。食べるという行動が自分でコントロールできず大量の食べ物を衝動的に摂取してしまうのが過食症の症状である。食事は，人々の生活に楽しみや満足を与える大切な行動であるが，ダイエットによる過食の場合はまったく逆で，食べてしまったことへの強い後悔や恐れ，自己嫌悪が食後の気持ちを支配する。自分を責め，食べてしまったことを後悔し，体重が増えることを恐れるあまり，自分で嘔吐したり下剤を服用したりするなどの行動を取る場合もある。拒食による飢餓反動で起きる過食はダイエット中に繰り返されることも多く，健康被害が増大する悪循環になりやすい。十分に食べ物が摂取できない結果，身体の不調，免疫力の低下，電解質異常，骨粗鬆症などの身体症状だけでなく，情緒不安定，集中力や注意力の低下，抑うつなど，脳の働きにも影響が起きる。

　**摂食障害は死に至る病気**　2015年，フランスで痩せすぎているモデルの雇用を禁止する法案が可決された。拒食症は先進国に多く「痩せていることが美

しい」という社会的風潮の影響を少なからず受けている。ファッション誌で見るモデルのその体型は，きわめてスレンダーであり，その容姿に憧れ影響を受けるのは当然である。そういった社会背景の中で，食べるという生活行動は，ことに若い世代の女性にとって自分の価値を形作ることにつながる。痩せたい，という一時的な願望により始めたダイエットがきっかけで拒食症になってしまっては，本来の生活の豊かさは得ることはできない。さらに，一度拒食症になると健康的に食べたいという意志や意欲を取り戻しても，脳や体のダメージによって食べ物を受け付けなくなり，食べたくても食べられないという状態に陥る危険もある。また，食べるという行動は，生まれてから途切れることなく続けられており，幼い子どもの「孤食」が問題視されているのも現代社会の実情であるが，「食育」は成長発達過程においてもその人らしさを形成し人生を豊かにする行動である。

　毎日の食事を楽しむことができているか，満足できているか，食べることにストレスを感じていないか，できれば誰かとのコミュニケーションの場として豊かな時間が得られているか，ぜひセルフチェックして欲しい。

### c．すっきりと排泄する／不規則な排泄

　**日本のトイレ事情**　　日本ほどトイレ文化が進化した国はあるだろうか。排泄中の音を消す機能や，ウォシュレット機能，便座は常に温かく，消臭機能もついている。快適さを追究した排泄環境が，現代の日本人のスタンダードになりつつある。今やトイレは，癒しの空間にさえなっている。

　**ストレスと便秘**　　リラックスできるはずの排泄環境を手に入れても，厚生労働省の「平成25年度国民生活基礎調査」(2015) の結果から見ると便秘に悩む人は多く，おおよそ26人に1人が便秘であるというデータがある。

　排泄リズムは，生活行動と大きくかかわっている。便意があってもトイレになかなか行けない場合，便意が抑制されることで直腸内圧にかかる感受性が低下し便意を感じにくくなることで腸内に便がたまる直腸性便秘になり，運動不足や食物繊維の不足などによって腸の動きが悪くなれば弛緩性便秘になる。ストレスや過敏性大腸によって大腸が痙攣性の収縮をし，直腸内容物の輸送に時

間がかかれば痙攣性便秘になる。単に便秘といってもその要因には個々の生活行動がかかわっており，いずれも，生活習慣や環境ストレス，精神的ストレスが強く影響している。

**ストレスに弱い消化器官**　ストレスが蓄積されると，胃が痛んだり，吐気がしたり，腹痛に見舞われたりする。これは消化器官がストレスと関係が深いことを意味している。消化器官は非常にストレスに弱いということを知っておく必要がある。腸の動きは，交感神経と副交感神経によって支配されているが，腸の動きを活発にするのは副交感神経である。副交感神経は，ストレス状態にあると優位にはならない。子どもが学校で排便を我慢したり，震災などの集団生活でトイレの環境が整わないことで排便を我慢したりすると，それ自体が排泄リズムを狂わせるばかりか，トイレに思うように行けないという強い精神的ストレスが増強して便秘症状を悪化させてしまうことにもなる。

**排泄で得られる快の感覚**　排泄は，すっきりしたという快の感覚が得られる生活行動である。便秘になれば，この感覚を得ることができず，逆にすっきりしないという不快感が残ることになる。身体的不快感だけでなく，この感覚により気分がすぐれず，イライラしたり怒りっぽくなったりと，精神面にも影響を及ぼす。いつもよりイライラと怒りっぽくなっているのなら，それはすっきりと気持ちよく排泄できていない便秘が原因かもしれない。

　便秘は，生活習慣や食事，運動で改善ができる。腸の動きを正常かつスムーズに保つには，規則正しい生活リズム，十分な睡眠，バランスのとれた規則正しい食事と，適度な運動が有効である。

### d．嗜好／刺激嗜癖物障害

**ストレス発散のための生活習慣**　私たちの生活行動には，ストレスを発散させるための行動がある。たとえば，何か嫌なことがあった時に誰かに話を聞いてもらえるだけで，抑圧された気持ちを発散することができたり，アルコールやカフェインの摂取をすることでイライラが解消されたり，タバコを吸うと落ち着いたり，ギャンブルや買い物，カラオケやゲーム・インターネット等，挙げていけばきりがなく，その人それぞれのストレスの発散方法がある。

しかし，喫煙には肺癌や心筋梗塞，脳卒中の危険や肺気腫を悪化させる危険を高めたり，アルコールも適量を超えて摂取し続ければ肝障害を招いたりする。嗜好物の摂取も量が過ぎれば健康障害の原因となる。何はともあれ，嗜好と心身への影響はよく理解して行動した方がよい。

生活行動としての嗜好が，日常生活に支障をきたした時，それは嗜癖障害となる。これはアディクション（addiction）と呼ばれ，何らかの状態を繰り返しやめられず，日常生活や人間関係に影響し，社会生活が難しくなる場合すらある。たとえばアルコールや薬物などの物質嗜癖，ギャンブル，買い物などの行為嗜癖，恋愛依存，共依存などの関係嗜癖がある。

### e．仕事とやりがい／リアリティーショック・バーンアウト

生活行動で欠かせないのが，仕事である。平成26（2014）年6月，仕事による強いストレスが原因で精神疾患を発病し，労災認定される労働者が増加の一途を辿る現状を受け，厚生労働省は労働者の心理的不安の程度を把握するため，従業員50人以上の事業所については医師，保健師などによるストレスチェックを義務化した。厚生労働省が5年に1度行っている「労働者の健康状況調査」では，「職業生活で強い悩み，ストレスがありますか？」との質問に対し，約6割の労働者があると回答している。その内容は，人間関係，仕事の質，仕事の量が上位を占める。また，ストレスチェックの義務化の背景には，精神障害による労働災害の請求件数の増加だけでなく，自殺問題もある。またメンタルヘルスの問題は，企業の経営にも大きな影響と損失を与える。「平成23年度国家公務員長期病休者事態調査」によれば，「精神・行動の障害」で1カ月以上病気休業をしている人は約65％で，2位の「新生物」によるための9％を大きく引き離す結果となっている。

### f．日常生活／非日常生活（災害・事故，前触れのない喪失）

**健康状態に大きな影響を及ぼす生活基盤の喪失・変化**　　生活行動の基盤となっているのは，日常生活の営みである。しかし，この営みが突然，何の前触れもなく途絶えてしまう出来事がある。交通事故や死別，災害やテロなどの危

機的状況は，それまでの生活の一部，あるいはすべてを奪い去る。熊本地震では，地震前後での循環器系救急疾患の外来患者や入院患者が心不全入院患者が4.9倍に増加したという国立病院機構熊本医療センターによる調査を，日経メディカルが伝えた（日経メディカル，2016.5.20）。この要因として，精神的・肉体的ストレスの増加，交感神経の活性化，血圧上昇，睡眠障害，感染などが考えられるという。人間の生活は，安全な環境で，良質な睡眠をとり，おいしい食事をとり，家や学校，職場で自分の居場所や所属があり，社会関係や人間関係の中で安定して営まれることによって，心身ともに健康な状態に導くことができる。

　先にも触れたが，東日本大震災では，多くの人が被災し，津波によって日常生活の基盤そのものがすべて奪われるという未曽有の災害となった。さらに，被災した人々が向き合わなければならなかったのは，生活を取り戻すことだけでなく，大切な家族や友人，同僚，ペット，思い出の詰まった家や物を喪失したという経験である。喪失体験が及ぼす心身への影響は計り知れない。日常生活から一変，非常事態の生活に適応するために，感情を押し殺した人も多いのではないだろうか。そして今もなお，心のどこかに悲しみや空虚感，自責といった感情を抱きながら生活している人もいるのではないだろうか。心のどこかに空いている穴のような喪失体験は，突然不安に襲われる，突然涙があふれる，怖い夢を見るという形で時々人々を苦しめているかもしれない。心のケアは，災害直後から長期間にわたって必要とされ，回復のスピードに合わせて継続的なケアが重要である。災害だけでなく，これまでの生活習慣が一変するというだけで，ストレスは大きくなりダメージを受ける。そのような時には，喪失体験に伴う感情を押し殺すのではなく，感情を吐露したり，誰かと気持ちを共有したりすることが必要である。

　同じように，生活を取り戻すこともメンタルヘルスには大切である。非常事態の中で生活をする人たちが，足を伸ばして眠ったり，3度の食事ができること，温かい食べ物を口にしたり，お風呂に入ったりするという，きわめて当たり前だった日常生活行動を体験した時にみられた笑顔が，生活の質が与えるメンタルヘルスへの影響を物語っている。

## g．コミュニケーションの多様化／終わりなき情報のやりとり

**インターネット普及による生活行動の変化**　近年，インターネットの普及により，他者と情報を共有するソーシャルネットワークサービス（SNS）の活用により，人間関係におけるコミュニケーションのあり方は大きな変貌を遂げている。自分の情報を発信することが，いつでもどこからでも容易になり，また情報によって他者と他者が24時間，いつでも情報のやり取りができ，コミュニケーションの新たな場所として確立している。直接他者と接触することがなくとも，またタイムラグがあっても，他者とSNSを介してつながることができる。多様なコミュニケーションの形は，距離や時間を超えて，それまで難しかった人との関係を広げることが可能になった。

　しかし，いつでもどこからでも発信し閲覧できるインターネットの情報の遣り取りでは，そのコミュニケーションの始まりと終わりに，明瞭な境界線はないのではないだろうか。この現象は，若い世代のコミュニケーションに特に影響を与えている。

　学校と精神の健康について考えてみる。学校は，子どもの成長発達を育む場である。しかし，ストレス環境としての学校という視点でその人間関係におけるコミュニケーションの場を見てみよう。通常，学校を離れると，子どもたちは学校というコミュニケーションの場を離れることができる。しかし，ネットワークでのつながりは，そのコミュニケーションの場を家にも持ち込むことが可能になった。家にいれば切り離すことができていた関係性が，家にいても学校にいるのと同じように継続してその場に存在する。この状態は，緊張状態の継続や，学校とは違う場におけるストレスの発散を阻害する事態にもなりうる。つながり続け，始まりも終わりもないコミュニケーションの場で，子どもたちの人間関係のストレスは蓄積され，安心できる場をもつことのできない不安定さにもつながるのではないだろうか。平成18（2006）年度より，文部科学省の「いじめ」の新定義においては，「児童生徒に対して当該児童生徒が在籍する学校に在籍している等当該生徒と一定の人間関係のある他の児童が行う心理的または物理的な影響を与える行為（インターネットを通じて行われるものも含む。）であって，当該行為の対象となった児童生徒が心身の苦痛を感じている

もの」としている。

　学校を離れることで，子どもたちは学校における人間関係から離れることができた。しかし，いじめの新定義にあるように，インターネットを通じて行われる心理的物理的な影響を与える行為は，学校という限定された場から拡大し，いつでもどこにいてもできる。いじめ問題に象徴されるように，インターネットの普及によりこうしたコミュニケーションの場の変化も，ストレス社会の一つの大きな背景であることは否めない。

　また，2013年に発表されたDSM-Vで発表された新しい尺度と基準案の中に「インターネットゲーム障害」が挙げられている。総務省の「平成26年度通信利用動向調査」でのインターネット利用者および人口普及率の推移において，インターネット利用状況は82.8％となっている。インターネットの利用は，効果的に使えば人の生活に利便性や潤いをもたらすが，健全な日常生活を脅かす要素であることも認識しておきたい。

### （6）生活行動と健康の回復

　生活行動は人間の生活の基盤である。その生活の基盤が何かの拍子に崩れたり，壊れたり，扱えなくなったりすると，それがメンタルヘルスに大なり小なり影響し「健康」と「不健康」の連続体の分布図を変化させる。生活行動は，日常生活の中であればある程度はコントロールができる。コントロールができなくなったときには，生活行動そのものが「不健康」な状態を作りだしているかもしれない。生活環境は，自分で整えることもできるし，生活行動は自分でコントロールもできる。そのことを心の片隅にいつもおいてほしい。

## 2．健康心理学とは

### （1）健康とは

　現代社会において健康とは何かを定義づけることは，甚だ難しいもののように思える。心身共に病気の一つもなく，傍目にはまったくもって順風満帆の人生に見えながら，苦しい，苦しいといって日々の生活を過ごす人たちがいる。その一方で，心身のいずれか，もしくは一方に不治の病をもち，それに苦闘しつつも，日々の生活に感謝し満足のいく人生を送る人たちもいる。心身共に健康でありながらも，人生において苦しみ病んでおり，一方で，心身共に苦しみ病んでいながらも，人生において健康といえる人たちがいることは，人としての在り方とは何か，人生においての健康とは，幸福とは何かを考えさせられる思いになる。

　健康心理学という学問は，どんな学問であれ種々の科学的知見・客観性を含むものであるが，健康心理学も例に漏れず，科学的知見・客観性を求められるものであり，科学的知見・客観性によって個々の主観性による「健康」への充足を図ろうとするものととらえることができる。「客観」によって「主観」の充足を図ることも，甚だ困難なもののように考えられるが，現代社会において，その困難さもまた，私たちが自身の「健康とは何か」と向き合っていかなければならないものではないだろうか。

### （2）健康心理学とは

　石川（2012a）は，健康心理学は，心理的な側面だけでなく，身体的側面や生活習慣などの行動的側面，文化や人間関係などの社会的側面といったさまざまな要因がいかに健康と疾病に影響するかについて研究する学際的な応用心理学の一領域であると定義づけている。また，これまで心理学は心を研究対象とし，身体は医学の研究対象とされてきたことを述べ，一方，健康心理学における研究は，身体的疾患の治療や予防に心理的要因を考慮し対応していくことが

効果的であることを示してきたとしている。このことは身体と心，行動は密接に関連しており，分けるこのとのできない不可分なものとしてとらえることの重要性を示唆しており，デカルトの唱えた心身二元論ではなく，心と体は一つであり，不可分なものであるという心身一元論に基づく考え方が，健康心理学の根幹をなしているといえる。

　森（2012a）は，健康心理学では，生活の質の向上を目指す行動変容が一つの重要な目標とされていることを述べ，これまで心理学の境域で研究，活用されてきた学習理論，発達理論，認知理論，動機づけ理論，パーソナリティ理論等が基礎理論として応用されてきていることを述べている。

　また，清水（2012）は，健康心理学は学際的な学問であるため，取り扱う研究トピックも多種多様であり，心理学以外の既存の学問である哲学，教育学，社会学，スポーツ科学，生理学，医学，看護学，公衆衛生学，疫学などの専門家との連携により，常に新しい研究テーマへの挑戦が行われていることと共に，刻々と変化する現代社会の健康問題に対応するため，積極的にほかの学問領域で活用されていた研究手法を導入し，応用してきた経緯から，研究スタイルが柔軟であることも特徴であるとしている。さらに，健康心理学の国際的な研究動向は，アメリカ心理学会健康心理学分科会や，ヨーロッパ健康心理学会の発行している研究雑誌 Health Psychology (APA), Health & Psychology (EHPS) に見ることができるとし，これらの雑誌に2005年度から2008年度の間に掲載された研究論文のテーマを概観すると，「ソーシャル・サポート」「身体活動」「エクササイズ」「喫煙・禁煙」「性的・身体的虐待」「うつ病」「HIV/AIDS」「性感染症」「がん」「心臓疾患」「紫外線予防」「生活習慣病」「糖尿病」「飲酒・喫煙」「薬物依存」「睡眠」「ストレス」などが挙げられるとしている。そして，現在の急速な社会・文化的な変化に伴い，健康心理学の研究方法も大きく変化してきたことを述べ，特にコンピューターやソフトウェアーの高性能化による演算技術の進歩，疫学や統計学などの導入による，研究環境の飛躍的発展から，健康心理学の研究者は，さまざまな手法を駆使し，基礎研究から応用研究まで，有益な研究成果を社会に還元できるようになったことについて述べている。

上記のことから，健康心理学という学問は，下記を特徴とした学際的な応用心理学の一領域であるといえる。

① 心と体は，密接に関連しあっており，分けることのできない不可分なものであるという心身一元論の考え方に基づき，身体的疾患の治療や予防に心理的要因を考慮し対応していくことが効果的であること。

② これまで心理学の境域で研究，活用されてきた学習理論，発達理論，認知理論，動機づけ理論，パーソナリティ理論等を基礎理論として応用しつつ，他の学問とも連携をとり，柔軟な研究スタイルをもつこと。

③ 「性的・身体的虐待」「喫煙・禁煙」「うつ病」「性感染症」「がん」「心臓疾患」「糖尿病」「睡眠」「ストレス」などの多岐に渡る心身の疾患とその改善について，生活の質の向上を目指す行動変容を一つの重要な目標とすること。

④ 心理的側面，身体的側面，行動的側面，社会的側面が健康と疾病にいかに影響するかを研究し，有益な研究成果を社会に還元すること。

このように見ていくと，長らく心の問題の治療と改善に取り組んできた臨床心理学と多くの共通性がうかがえることであろう。臨床心理学について，詳しくは「3．臨床心理学とは」を参照されたい。

## （3）心身の関連性について

心と体の関連性とはいかなるものであろうか。密接な関連性，分けることのできない不可分さについて述べたいと思う。

心身の健康には，生活習慣や行動習慣が大きく関連しており，個々のパーソナリティ・性格がその習慣を規定する要因の一つであることを佐瀬（2012）は述べており，したがって，「どのようなパーソナリティが健康を促進するのか，妨害するのか」「健康なパーソナリティとは何か」というテーマが健康心理学の領域で精力的に研究されていることを伝えている。また，わが国における三大死因と呼ばれるようになった，がん・心疾患・脳血管疾患は，生活習慣（食・運動・休養・飲酒・喫煙）が発症・進行に関与する病気であり，生活習慣病と呼ばれていることから，このような生活習慣をはじめとした病気を誘発

する，もしくは悪化させる疾病誘発パーソナリティが存在することを指摘している。

このことは，狭義の意味において，身体的な疾患には，個々のこれまでの在り方，現在の在り方，未来の在り方における性格が関与しているということであり，心と体の関連性を物語っているといえよう。佐瀬（2012）を参考に下記に病気を促進する性格傾向について挙げることとする。

### a．虚血性心疾患と性格傾向

フリードマンとローゼンマン（Friedman, M. & Rosenman, R.H.）が冠動脈の閉塞や狭窄などにより，心筋への血流が阻害され，心臓に障害がおこる虚血性心疾患になりやすい行動・性格傾向が存在することを発見し，タイプA行動パターンと命名している。

タイプA行動パターンは，①些細なことで怒り，敵意が強い，②いつも時間に追われ，短期で性急に物事をこなそうとする，③競争心や達成欲が強いなどの特徴から構成されており，ストレスによって，競争心・敵意・時間に追われる感覚が強く生じて交感神経の働きや，副腎皮質ホルモンの分泌が過剰になり，心臓発作や動脈硬化が促進されると考えられている。これらと対象的なタイプB行動パターンと比べて2倍の確率で虚血性心疾患が起こりやすいとされる。

### b．がんと性格傾向

テモショック（Temoshok, L.）は，がんになりやすいとされる性格傾向をタイプC行動パターンと命名している。

タイプC行動パターンは，①自分自身よりも他者を気遣って，怒り・不安などの不快感情を表出せずに自分を抑制する，②自己主張をせず穏やかな態度を示す，③葛藤や緊張状態に適切に対応できないなどの特徴から構成されており，これらの傾向が免疫の働きを抑制すると考えられている。

### c．心身症と性格傾向

消化性潰瘍や過敏性腸症候群など，心理的問題から身体的症状が生じるとさ

れる心身症には，心と体の関連性を特にあらわしているといえよう。シフネオス（Sifneos, P.E.）は，心身症患者に特有な性格傾向をアレキシサイミアと命名している。

アレキシサイミアは，①想像力が乏しく心の葛藤を上手く言葉にできない，②自分の感情を認識し表現することが難しいなどの特徴から構成されており，アレキシサイミアの傾向が強いものほど否定的感情を経験しやすく，ストレスに対する脆弱性があることを明らかにしている。

上記に虚血性心疾患，がん，心身症との性格傾向について提示した。今後の研究によってさらなる疾患と性格傾向との関連性の明確化と共に，性格傾向・行動傾向の変容へのアプローチがなされることであろう。心と体の関連性を感じ取って頂けたらと思う。しかしながら，個々の性格傾向は主観性を含むものであり，客観的・科学的研究法でのアプローチの限界と困難さを含んでいることもまた，事実であるといえる。上記の疾病と性格傾向を見ていくと，いずれも心と体を分けることからの「認識の乏しさ」，自分と他者を分けることからの「ストレス・葛藤」によるものとも，とらえることができる。現代社会においては，心身の疾患についても，個々の認識・在り方・生き方が問われてくるといえるだろう。

(4) 健康心理アセスメント

では，それら個々の在り方による心身の疾患へのアセスメント（査定・評価）は，健康心理学ではどのように行われるのであろうか。

人を対象とするアセスメント方法は，特に臨床心理学の領域でさまざまな方法が開発されてきており，その方法が健康心理アセスメントでも多く活用されていることを石川（2012b, 2012c）は述べている。また，臨床心理学と健康心理学のアセスメントの異なる点として，臨床心理アセスメントでは，何らかの心理的問題を抱えた人を対象としているため，障害や疾病の重篤度や原因，治療の可能性について評価することが重視されることを述べ，一方，健康心理アセスメントでは，心理的問題をもっている人に限定されず，健康な人も対象になることを述べている。対象者のライフスタイルでの肯定的な状態も含めた

「その人のより良い生き方の可能性」を多面的，総合的に評価しようとし，健康心理アセスメントでは健康を阻害する原因ばかりでなく，疾病の予防や心身の健康の維持・増進に関連する要因も明らかにすることが含まれるとしている。また，アセスメントの方法としては，臨床心理学でも使われている観察法，面接法，心理検査法，調査法のほか，心拍数，血圧，体温など自律神経の指標，脳波検査，筋電図検査，血液・体液などの生化学的検査など，生物学的・精神生理学的想定法についても，測定結果を理解できることが望ましいとされている。

アセスメントの対象としては，ストレスやパーソナリティなど個人の心理的な側面への査定，QOL（Quality of Life）や生活習慣など個人の生活的な側面への査定，対人関係など社会生活的な側面への査定などを挙げることができる。

### (5) 健康心理カウンセリング

では，それらのアセスメントの結果からどのようなアプローチがなされるのであろうか。

石川（2012c）は，健康心理学の目的である病気の予防，健康の回復・維持・増進を達成できるように援助するための予防的・臨床的活動を健康心理カウンセリングとして，特に個人の好ましい健康的行動傾向やポジティブな側面に焦点をあて，その発展，強化を手助けすることと述べている。

また，健康心理カウンセリングの役割として，次の4点を挙げている。
① 教育的役割：健康を維持・向上するために必要な情報を提供する。
② 予防的役割：対象者の生活習慣への気づきと改善を促し，健康リスクの高い行動をとらないように予防し，疾病の発症を予防する。
③ 治療的役割：健康問題の改善を促進し，QOLを向上させる。
④ 創造的役割：目標達成にむけて対象者のスキルや知識の獲得を促す。

健康心理カウンセリングの対象としては，臨床心理カウンセリングと異なり，生活習慣病の予防，ストレスマネジメント，生産性の向上やキャリアアップなどの疾病予防や健康の維持・増進などが中心となり，がんや糖尿病などの身体疾患や社会経済的環境の変化に伴う心理的不適応の改善と予防なども対象とな

ることを述べている。対象となる具体的課題としては，喫煙，飲酒，食行動，運動，睡眠，休養，適切な体重コントロールなど健康行動の獲得，性感染症や危険運転などリスク行動の回避や改善を挙げており，対象者としては，がんや糖尿病，冠動脈心臓疾患など何らかの身体的疾患を有する患者や，勤労者・退職予定者・高齢者などストレスマネジメントや生きがいの再構成が必要とされると予測される集団などである。

さらに，健康心理カウンセリングの理論と方法について，臨床心理カウンセリングと同様，一つに定まっておらず，専門家それぞれの人間観や，基本とする理論的背景などにより，用いられる方法も異なってくること，これまでの健康心理学で用いられている代表的なカウンセリング技法は，来談者中心療法，行動療法，認知行動療法，自律訓練法などであることを述べている。これら種々のカウンセリング技法は，長らく臨床心理カウンセリングにて用いられ，発展してきた技法であるため，技法の細かな解説については「第6章　メンタルヘルス」で述べる。

## （6）健康教育

臨床心理学的アプローチ以上に，心身の疾病を予防し，健康な状態の持続に重きをおく健康心理学では，予防・改善のための健康教育もまた，重要視されているものである。

健康教育の目的は，健康を保持持続し，よりよい生活をもたらすことにあり，知識・態度・行動の三側面を含み，健康問題について，①正しい知識をもち，理解を進める（知識の習得，理解），②好ましい態度をもつ（態度の変容），③必要なことを実行し，よくないことをやめる（行動の変容）を目指すことであると森（2012b）は述べている。

また，健康教育を行う際には，対象者を明確にし，現状評価に基づいて目標を設定する必要があること，健康教育的な介入には，喫煙・飲酒・薬物依存などの健康上問題となる生活習慣をもち，特別な需要を有する対象に向けたプログラムと，健康の保持増進や予防的な働きかけを目的とする一般に向けたプログラムに大別することができるとしている。

津田（2012）は，昨今の健康教育に求められているものとして，共通の集団を対象としながらも，個別最適化した効果のあるプログラムを全体に効率よく伝達し，望ましい行動変容が多人数に生じる有効な働きかけであることを述べ，多理論統合モデル（TTM：Transtheoretical Model）を紹介している。

　プロチャスカ（Prochaska, J.O.）らが開発した多理論統合モデル（TTM）とは，トランスセオレティカルモデルなどとも称され，これまでの健康行動の変容に関するさまざまな理論を統合させたモデルであり，禁煙，減量，運動など様々な領域において，その効果が実証されているものである。

　以下に多理論統合モデル（TTM）においての行動変容へのプロセスと働きかけについて，津田ら（2010）の論文を基に記載する。

### a．行動変容ステージをとらえる

　行動変容に対する対象者の気持ちや考えに応じて，行動変容ステージを分類することで，相手の状態や需要に合わせた介入が可能となる。そして，対象者の関心や動機づけに沿って，無理なくアプローチできるため，行動変容が起こりやすくなるとしている。

　行動変容ステージは，次の5つのステージに分類される。

　前熟考ステージ：6カ月以内に効果的な行動の変容を起こす意思のない人

　熟考ステージ：現在，効果的な行動の変容を起こしていないが，6カ月以内に行動を起こす意思のある人

　準備ステージ：具体的な行動には移っていないが，まもなく（1カ月以内に）行動の変容を始めてみようと思っている人

　実行ステージ：効果的な行動の変容を開始して6カ月以内の人

　維持ステージ：効果的な行動の変容を6カ月以上継続している人

　行動変容ステージを上げるためには，次の4つのポイントを理解しておくことが大事である。①行動変容ステージは一つずつ上がって行くこと，②行動変容とは，外にあらわれた行動のみならず，気づきをもったり，感情的な体験をしたり，考え方が変わることなども含むこと，③ステージは上がらなくても，

そのステージに留まっていても，次のステージに近づいている進歩（前進）しているとみなすこと，④行動変容が順調に進んでいても，進歩が止まったり，前の行動変容ステージに後戻りしたりすることも普通に起こること．

b．意思決定のバランスをとらえる

　意思決定のバランスとは，効果的な行動変容に伴う恩恵（メリット）と負担感（デメリット）のバランスとして定義づけられる．恩恵の例として，効果的な行動変容を行うことで，健康的になる，集中力が高まる，自信が出てくるなど肯定的な気持ちや考えなどがある．負担感の例として，効果的な行動変容を行うことに付随する面倒くささ，やりたくない，犠牲や損失が多いなど否定的な気持ちや考えなどがある．

　意思決定のバランスには，次の4つのポイントがある．①前熟考ステージや熟考ステージなどの行動変容ステージ初期では，負担感が大きく，恩恵が少ない，②実行ステージや維持ステージなどの行動変容ステージ後期では，負担感より恩恵の方が大きくなる，③次の行動変容ステージに進むためには，負担感を減らし，恩恵を増やす，④負担感が大きくなり，恩恵が少なくなると，行動変容ステージが後戻りする．

c．自己効力感をとらえる

　自己効力感とは，効果的な行動変容を習慣として続ける自信である．自己効力感が高まるとステージが上がる．人は，ある行動が望ましい結果をもたらすと思い，その行動を上手くやることができるという信念がある時に，行動を起こす可能性が高くなる．

　自己効力感には次の3つのポイントがある．①行動変容に対する自信が増したり，行動変容の実践を休もうとしたりする誘惑が弱くなると，ステージが上がる，②反対に，行動変容に対する自信を失くしたり，行動変容の実践を休もうとしたりする誘惑が強くなると，ステージが後戻りする，③励ましやモデルを示すなど自己効力感を上昇させるような働きかけにより，ステージを上げるようにする．

#### d．変容のプロセスを実施する

変容のプロセスとは，効果的な行動変容を開始，継続するために必要な方略もしくは方法である。体験的・認知的プロセスと行動的プロセスの2つに大別できるが，細かくは全部で10種類の変容のプロセスがある（表4-2）。体験的・認知的プロセスは，対象者がステージを上昇させるために行う考え方や感情の変化である。行動的プロセスは，行動の継続を促すために行う活動や行為である。

**表4-2 変容プロセスと定義（津田ら，2010；津田，2012より作成）**

| | 変容プロセス | 定　義 |
|---|---|---|
| 体験的・認知的プロセス | ①意識化の高揚 | 健康行動に関する情報を探し，行動変容への関心を持つこと |
| | ②環境の再評価 | 問題行動が対人的・社会的に与える影響について，考え，評価すること |
| | ③感情的な体験 | 問題行動が健康に及ぼすことを感情的に経験すること |
| | ④自己の再評価 | 健康行動に関して自分でイメージし，再評価すること |
| | ⑤社会的開放 | 健康行動が社会的評価に気づき,受容すること |
| 行動的プロセス | ⑥自己の開放 | 問題行動を変化させるための，対象者の決意，言葉，信念のこと |
| | ⑦強化マネジメント | 健康行動を維持するための自分または他者からの報酬のこと |
| | ⑧拮抗条件付け | 問題行動の代わりとなる健康行動を行うこと |
| | ⑨援助的関係の利用 | 健康行動について，他者から援助を受けること |
| | ⑩刺激コントロール | 問題行動を促す刺激を避け，健康行動を促す刺激を増やすこと |

## 3．臨床心理学とは

### （1）臨床心理学の定義

臨床心理学と聞くと，相手の心が読めるようになるなどの，エスパーのようなものをイメージする人が多いのではないだろうか。または，根拠のない非科学的なもののようにとらえている人も多いように感じている。しかしながら，アメリカ心理学会（APA）では「科学，理論，実践をとおして，人間行動の

適応調整や人格的成長を促進し，さらには不適応，障害，苦悩の成り立ちを研究し，問題を予測し，そして問題を軽減，解消することを目指す学問」と定義づけられており，丹治（2012）は「個人や社会におけるさまざまな心の問題に対して心理学的な方法で援助しようとする実践的な学問」と定義している。つまり臨床心理学は，実証科学的な側面と実践的な側面を併せもっていることが臨床心理学の大きな特徴であるといえる。

### （2）臨床心理学における科学

#### a．「科学」のとらえ方

　科学的という言葉を使うと，因果関係を重視しており，ある方法を用いると必ず同じ結果になるととらえられるであろうが，臨床心理学は心の普遍性を探求するものであり，原因や方法，結果は多種多様なため，単純にある方法を用いると必ずまったく同じ結果が得られるというものではない。

　たとえば，友人関係に悩むAがある方法をとったところ悩みが解決したとしよう。では，この方法を別のBやCが使った場合，Aと同じような結果が得られるであろうか。AとB，Cがまったく同じ土地で同じ両親に育てられ，同じ友人関係を築き，同じ遺伝子をもっていたとしたならばAと似たような結果は得られたかもしれない。しかし，あまりに現実的ではない。現実では住んでいる環境・両親・人間関係などは人それぞれ違うのである。つまり，人が悩む原因はその人の生きてきた過去・現在生きている環境や人間関係などさまざまな要因が考えられ，千差万別である。また，解決策が見つかったとしても，その方法がほかの人にまったく同じように適応されるわけではないということなのである（図4-2）。

　では，そこに一切の共通点がないのかといわれると，それは否である。人間の身体が成長していく過程を見ると，胎児の成長や子どもの成長には共通点が多くある。心も同様で，多くの人間に共通して成長する部分などがあり，その共通点からある程度の普遍的なものを見いだすことができる。海外で発展してきた心理学の各学派が現代の日本でも適応されていることが，このことを明白に示しているといえよう。

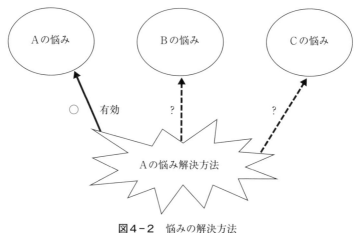

図4−2　悩みの解決方法

b．心を物としてとらえない考え方

　因果関係ばかりを重視し，心を物のように扱うことは臨床心理学における科学が目指すところではない。しかしながら昨今の世の中では，目に見える物質的なものに目を向けることが多く，目に見えない精神的なものをあまり重視しない傾向があるように感じている。はたして，目に見えるものだけがすべてなのであろうか。

　心と身体は一元である。心が緊張したとき，ドキドキしたりおなかが痛くなったりした経験のある人は多いであろう。心と身体を別のものとしてとらえると，つじつまが合わないことが出てくる。目に見えない心の問題は，目に見える身体の症状になってあらわれることがある。ここで身体の問題にだけフォーカスをあてれば，根本的な心の問題は解決しないままで，身体の症状も治まることはない。逆もしかりである。身体の症状が出ている場合，その背後に心の問題が生じていないか検討することは，身体の症状を改善するために必要な場合もあると考えられる。

　臨床心理学という心を扱う分野を学ぶにあたって，このような目に見えないものを重視していただければ幸いである。

## （3）臨床心理学にできること

### a．臨床心理学アセスメント

　心の専門家である臨床心理士が心に問題を抱えた人を支援するにあたって，個人のさまざまな情報を収集し，多面的にその個人の問題を査定することを臨床心理学アセスメント（第6章参照）という。医学的診断のように問題だけに注目するのではなく，その人の生き方・価値観など広範囲な情報を扱う点が大きく異なっているといえる。

### b．臨床心理面接

　アセスメントで得た情報を前提に個人と会い，共に解決策を考えていく作業を臨床心理面接（第6章2．参照）という。多くの人がイメージする心理カウンセリングとほぼ同義のものである。解決策を提示するのではなく，寄り添って共に考えていくことが重要である。ここで用いられる心理療法や理論は多種にわたっているが，これは心の問題が単純なものではなく，複雑であるためである。ひとつの万能な心理療法・理論がある方がよいのではないか，と考える人もいるであろうが，先に述べたように心の問題は千差万別であり，さらに年齢なども加味すると，ひとつの心理療法・理論ですべての問題を説明できる方が不自然なのではなかろうか。極端な話をしてしまうと，幼稚園児と成人に同じ臨床心理面接を行うことができないのは自明のことである。

## （4）臨床心理学の実践者――臨床心理士

　臨床心理学は実践の学問であるが，それを実践する者の代表として「日本臨床心理士資格認定協会」の認証する「臨床心理士」が具体化されている。臨床心理士は主に大学院修士課程を修了し，資格試験を合格することで得られる資格であり，資格取得の難易度が高い資格であるといえる。

　臨床心理面接などを実践するにあたって，自分のことを正しく理解し，とらえることができていないと，他者を正しくとらえ，支援することは難しい。まれに，理論だけをわかっていれば心理療法が行えると思っている人もいるかも

しれないが，それは誤りである。今自分の体調や感情はどうなのか把握できる自己分析が，他者を支援するにあたって重要なのである。

　たとえば，初めての臨床心理面接を行うクライエント（来談者）と対面したとき，カウンセラー（面接者）がとても緊張しているのにもかかわらず，その感情の動きに気づかないようにして，緊張を隠そうとした場合であったとしても，カウンセラーの表情の強張りなどから，緊張はクライエントに伝わってしまう可能性があると考えられる。その強張った表情を見て，クライエントは不安を感じるかもしれないし，あるいは不信に思って本心を打ち明けられないかもしれない。このような場合は，カウンセラーが自分の感情に気づき正しく「初めて会うので，緊張しています」と言葉にすることがよいのではないだろうか。クライエントも「実は私も緊張していました」など，会話のきっかけになるであろうし，カウンセラーが感情を素直に話すことで信頼関係も築きやすくなるであろう。

　この自己分析の考え方は，クライエント中心療法の創始者であるロジャーズ（Rogers, C.R.）の「自己理解」の概念とも深く結びついている。自己理解が出来ていない状態がクライエントの悩んでいる状態であるため，クライエントに正しく自己理解してもらうことが，心理療法の目的ともいえ，それを支援するカウンセラーが自己理解できていることは，カウンセラーとしての必要な態度だと考えられる。

　心の専門家である臨床心理士は，自己分析，すなわち自己理解ができていることが望ましいと考える。クライエントの抱えている問題を正しく理解するために，そのクライエントが感じている世界を共に感じ，共に理解していくことこそが臨床心理面接を行ううえで重要である。そのためには，自分自身のさまざまな感情の動きに敏感になることが必要だと考えるからである。

　つまり，自分自身が「不安」という感情がわからないまま，「不安」を主訴とするクライエントの心の問題を扱うことは困難である。もう少し細かなことをいうのであれば，一言で「不安」といっても「忘れ物をしていないかという不安」「明日晴れるかどうかの不安」「他者を傷つけてしまったのではないかという不安」「周囲から嫌われていないかどうかの不安」など多種存在している。

これらを臨床心理士であるカウンセラーが感じ取れるか否かは，普段から自身の感情に敏感になっていることで変わるのではないだろうか。クライエントの感じている世界をより深く理解するために，カウンセラーも自身の世界を深く探究することが必要であると感じている。

さて，臨床心理士資格を取得後，彼らがどのような場所で活躍するのかを表4-3にまとめた。「臨床」という言葉が，病人が臥せている床へ行くことという意味であるように，医療分野での活躍は誰しもが想像することができるであろう。

また，スクールカウンセラーという言葉を耳にすることが多くなった現在，教育分野での活動も想像に難くない。ほかにも福祉・産業・司法など，支援が必要な人がいる場面で活躍している。こう考えると，まったく心の問題・悩みを持たない人ばかりが集まる場所というのはまれであり，人が集まる場所ではある程度臨床心理士が活躍する場面があると考えられる。臨床心理士の活躍する場面は，多くないことが理想であるが，心の問題・悩みはなくならないのが現実である。

表4-3　臨床心理士の職域

| | |
|---|---|
| 医療分野 | 医療分野では，各病院機関などで主に心の問題を抱えている人や，身体の病気・怪我をしている人などへの心理的援助や心理検査，デイケアなどの活動も行っている。また市町村の保健センターでは，乳幼児の発達相談などにもかかわっている |
| 教育分野 | スクールカウンセラーとして生徒や保護者の面接，教師たちへのコンサルテーションなどを行っており，それは大学の学生相談などでも同様である。また，対人援助職に就こうとしている学生に対しての講義なども重要なものであるといえる |
| 福祉分野 | 児童相談所や療育施設では子どもの非行や発達問題にかかわり，女性相談センターや老人福祉施設，障害者作業所などの幅広い分野でも活動している |
| 産業分野 | 企業内の相談室や健康管理センターなどで職業生活の遂行のための面接を行ったり，ハローワークや障害者職業センターのような就業のための相談機関では心理援助などを行ったりしている |
| 司法分野 | 県の警察本部では職員や被害者などへの心理的援助を行い，家庭裁判所や刑務所，児童自立支援施設などでは社会的処遇を決定する際の心理的側面に関するテスト，矯正に向けての心理面接などを行っている |

## 4. コミュニティ支援

### (1) コミュニティ支援

　専門家やボランティア等の支援者がコミュニティに入り，その土地に住む人々と信頼関係を築き，彼らが抱えている問題を理解し，それを解決の方向へと共に行動し，かつ地域住民同士の連携が生じるように支援することをコミュニティ支援という。コミュニティ心理学では，コミュニティ支援が重要なテーマとなっている。

　多文化的な視点に根ざし，誰もが幸せに生活できる公正な社会（social justice）に向けた包括的な援助活動をコミュニティ・カウンセリングという（Lewis et al., 2011）。コミュニティ・カウンセリングでは，一般的な個人カウンセリングに加えて，クライエントの意見を社会に代弁したり（advocacy），政策提言にかかわったり（social/political action）することもある。

### (2) コミュニティ支援に関する実践的研究

　専門家やボランティア等の支援者がコミュニティに入り，そこに居住している人々とコミュニケーションを図るための基本的な技能のひとつとして，傾聴が重要とされている（Duncan, N., Bowman, B., Naidoo, A., 2007）。コミュニティメンバーの傾聴力が向上することで，コミュニティのさまざまな課題の解決に役立つこともわかってきた。たとえば，イギリスのCowieとHutson（2005）は，高校にピアサポート・システムを導入し，傾聴を練習したピアサポーターたちが，仲間の苦悩に耳を傾けることで，いじめに立ち向かい対処する力として奏功したことを報告している。

　向谷地・小林（2013）はコミュニティ支援の実践事例として，『浦河べてるの家』を紹介している。その中で，コミュニティ心理援助モデルと浦河モデルの対比について論じられている。両者の共通点は多いものの，「マンパワーの資源」において，コミュニティ心理援助モデルでは「非専門家の協力」となる

が，浦河モデルでは「非専門家の協力」に加えて「当事者の協力」を第一とするモデルを提示している。また，浦川流コミュニティ支援の成功の秘訣が述べられていて，連携をエンパワメントする，頼りなさ，不器用さ，足りなさが挙げられているところが興味深い。

　コミュニティ支援において欠かせないのがボランティアの協力である。コミュニティ支援におけるボランティア活動に関する実践研究は数多く実施されてきている。藤後・箕口（2005）の子育て支援ボランティア養成プログラムを受講したボランティアの変容に関する研究で，自己効力感とネットワークに焦点を当て考察している。それによると，受講生はネットワーク側面である地域活動への態度の「参加」「行動」が増加し，子育て支援への実践力が獲得されたが，自己効力感の変容は示されなかったということである。そのほかに，杉岡・兒玉（2007）の滞在日系ブラジル人支援ボランティアに関する研究などがある。

　高齢者支援の実践報告では，平川（2007）は，高齢社会を乗り切るための方策として，専門家と非専門家である市民ボランティア，あるいは行政と市民ボランティアが公私協働してコミュニティの問題に対応していく必要があると述べている。目黒（2007）は，高齢化社会において精神的健康を保つための予防プログラムとしてボランティア活動を取り上げ，地域においてコミュニティ心理学的援助を展開する上で，被援助者を支えるボランティアとの協働・連携が必須であるが，それと同時にボランティアを集めて育成し，活動を長期的に継続させることは困難があり，そこにコミュニティ心理学者の参入する余地があるとした。藤原（2007）によると，わが国における中高年ボランティアに関するコミュニティ心理学的研究は，実践報告にとどまっているものが多く，ボランティア活動に関連した心理学的要因を数量的に検討した研究が少ないと述べている。

　そのような中で量的研究として取り上げられるのが，蒲池・兒玉（2010）の中高年ボランティアの参加動機，継続動機，成果認識の関連に関する研究がある。それによると，中高年ボランティアの参加動機として自己開発や学び，継続動機として社会参加や義務感があり，自己報酬と人間関係に拡がりを援助成

果として得ていることが示唆された。また，中高年のボランティア参加者は，「ふれあい・学び期待」「実益期待」「協働期待」という参加動機でボランティア活動に参加し，活動の中で成果認識を得ることによって，活動継続が動機づけられること，活動の中で成果認識を得ることによって，継続動機も高くなり，参加動機が高いほど，継続動機が高くなる可能性が示唆されたと述べている。

## （3）コミュニティ支援の実践事例——傾聴ボランティア

### a．傾聴ボランティアとは

傾聴ボランティアは，地域住民がボランティアとして，高齢者，子育てに悩む親，災害被災地で避難生活を余儀なくされている人などの語りに耳を傾け，その不安の軽減に少しでも役立てる活動をいう。

1978年，アメリカのカリフォルニア州サンタモニカの福祉センターが，シニア・ピア・カウンセリングとして実践したのを嚆矢とし，現在は全米各地，ヨーロッパに広がっている（NPOホールファミリー協会，1999）。

日本においては，1993年に元京都ノートルダム女子大学教授の村田久行が，高齢者の話を聴く傾聴ボランティアを開始し，各地で展開している（日本傾聴塾，2006）。傾聴ボランティアは，うつ病や自殺の予防，子育ての支援，児童虐待の防止などの対策として期待されており，健康心理学の視点，コミュニティ心理学の視点においても重要な活動である。

### b．傾聴ボランティア養成講座の効用

**地域貢献**　筆者（目黒，2011）がかかわったある行政機関では，受講修了者20名を3つのグループに分け，包括支援センター（以下，包括と記す）と連携し，包括から各グループに利用者の情報提供がされて，各グループ間で調整をし，2人1組となって活動を展開している。それに対して，筆者がフォローアップを実施している。また，B社会福祉協議会では，受講終了者8名を行政機関のコーディネーターがコーディネートし，個々に活動を実施し，そのフォローアップもなされている。

**自己成長**　傾聴ボランティアとして活動している方にインタビューをする

と，傾聴によって社会に貢献できるという実感だけでなく，傾聴ボランティア自身が自分を振り返る機会になっていることがうかがわれる。具体的には，コミュニティ意識が高まり，傾聴技能の向上，生きがいを感じるなどの声が聞かれ，傾聴ボランティア自身が自己成長を遂げているといえる。

### c．傾聴ボランティア養成講座の課題

　傾聴ボランティアは，基本的に対人援助ボランティアである。「傾聴＋ボランティア＝傾聴ボランティア」ということであり，「傾聴」という用語が前出しになっている。受講者のなかには，「ボランティア」にはまったく関心がなく，「傾聴」に強い関心を示している者がいた。こうした受講者は心理や福祉の専門職，あるいはカウンセラーやカウンセリングに興味や憧れをもっている場合が多い。このような受講者にとっては，「傾聴」という用語だけをとらえ，「傾聴」がひとり歩きしてしまう傾向がある。

　筆者は，傾聴ボランティアとは次のように考えている。傾聴ボランティアは，あくまでもボランティアが前提で，第一段階はボランティアについて実践的に学び，第二段階として傾聴について深めていくのである。対人援助ボランティアは，まず利用者の話に耳を傾け聴くところから始まるのであって，そうでなければ利用者本位の援助はできない。対人援助ボランティアの機能の前提として傾聴が含まれていると考える。

　初心者の傾聴ボランティアには，「しゃべりすぎてしまった」「自分の考えを押し付けようとした」「沈黙になったときにあわててしまった」「利用者の方に生きていてもしょうがないといわれ，どう答えてよいのかわからなかった」などの戸惑い，迷いや葛藤がみられる。「傾聴」とは，ただ相手の話に耳を傾け，判断なしに相手を受け容れることである。また，沈黙について意味を感じ取り，それを深める姿勢が必要となってくる。傾聴ボランティアの体験は，カウンセリング技法の一つとしての傾聴を，深みをもった態度に変化させるきっかけにもなる。

### d．傾聴ボランティアの展開

　健康心理学の立場から，傾聴ボランティアの活動は，高齢化社会を迎えた地域社会の独居高齢者や施設高齢者の話し相手，高齢者のうつ病や自殺予防，あるいは若い母親の育児不安や悩みに耳を傾けるという子育て支援，ひいては児童虐待の防止対策として力を発揮することであろう。また，災害被災地で避難している人々の心に耳を傾ける癒しの活動としても期待できる。つまり，地域住民の心の病の防止，精神的健康の維持に役立つと考えられる。

　今日，市町村自治体の福祉課・社会福祉協議会をはじめ，NPO法人など民間においても傾聴ボランティアが注目され，養成が行われるようになってきている。養成講座を終了した人の中で，傾聴ボランティアとして活動をしたという希望者は，各機関に登録をし，各機関の紹介を通じて活動を開始することとなる。

# 第5章　ストレス社会への展望

## 1．現代社会における心の問題

### （1）現代社会における心の問題とは

　現代社会において，心の問題は実に多様化しているといえる。家庭・学校・職場，いずれも多岐にわたる心の問題が蔓延しているといっても過言ではないだろう。心の問題によって引き起こされるものは，家庭であるならば育児放棄・家庭内暴力・社会的引きこもりなどであり，学校であるならば，いじめ・不登校・非行・暴力行為など，職場であるならば，パワーハラスメント・職務放棄などである。

### （2）人を"モノ"としてとらえる考え方

#### a．思いやるということ

　文明が発達し生活に豊かさがもたらされている現代社会において，物が豊かになればなるほど心の貧しさを感じるようになった人は少なくないのではないだろうか。もしも私たちが文明の豊かさと引き換えに心の豊かさを失ったとするならば，その根本的な原因はどこにあるのか。その原因を，文明が目に見えるものや因果関係を重視した科学によって発展したことに見ることができると考えられる。

　私たちは科学の恩恵による文明の発展から，便利さと時間のゆとりを得た。しかし，便利さと時間のゆとりは「心のゆとり」にはつながらなかったといえ

る。それは，現代社会において注目されている科学が便利さ，つまり効率化を求めるもののため，その文明や科学に慣れ親しみ過ぎた私たちは日常生活においても科学的な・効率的な考え方を取り入れるようになってしまった。それによって，非効率ともとらえられる日常的なコミュニケーション・他者とのつながりを徐々に断つようになり，人を"モノ"のようにとらえるようになってしまったのではないかと考えられる。

　たとえば，人と人とがぶつかった際に，強者が弱者に対して「いってぇな，邪魔だ！」というようなコミュニケーションが増えている。あるいは，言葉には出さずとも心で思うことは誰にでもある経験ではないだろうか。対象を自分と同じ"人間"ではなく"モノ"としてとらえるがゆえに，あたかも椅子などにぶつかっているかのような「いってぇな，邪魔だ！」といった言葉を対象に投げかけている。本来，対象が自分と同じ"人間"であると考えることができるならば「ごめんね，痛くなかった？」などの言葉が出てくるはずなのである。同じ"人間"であれば自分の痛みと同様，相手も痛みを感じていると思えるのではないだろうか。私は他者を自分のことのように，思いやる気持ちを大切にしたいと考えている。

　ほかにも，なぜ挨拶をしなければならないのか，と質問を受けたことがある。たしかに，挨拶というものは効率的に考えるのであれば必要ないことなのかもしれない。しかし，これは人と人が会話を始めるきっかけとなるものであり，とりわけ授業開始時の挨拶などは，教員から「これから授業を始めますよ」の意味が，生徒からは「これから授業を始めてください」という意味が込められているといえる。ことさら小学校・中学校くらいの子どもたちは日直の「起立」のかけ声をきっかけとして，休み時間と授業の時間を分けているようにも見受けられる。

### b．感謝するということ

　文明が発達する以前の生活では，私たちは他者と助け合い，共存するほか，生きる術がなかったと考えられる。家事，育児，教育，職務のいずれにも人の手がかかり，一つひとつに時間がかかったものである。一つひとつのかかった

時間に，私たちは他者への感謝を感じることができたが，効率化されありとあらゆることが自分一人でも簡単にできてしまう現代社会において，他者の存在に感謝する機会が減ってしまったように感じる。効率化された生活から時間のゆとりは得ることができたが，それによって私たちは自分と他者に壁を作り，他者とのかかわりを無駄な・非効率的なものとしてとらえて遠ざけ，得た時間をより自分のためだけに使うようになってしまったといえる。さまざまな他者とのかかわりを遠ざけ，自分の居心地のよい友人のみを周囲におき，その狭い社会の中でも"人間"を"モノ"としてとらえ「私はAよりも優れた恋人を"もっている"」という具合に自他の優劣を規定し，時として，より"優れたモノ"をもっている自分があたかも優れていると錯覚するのである。そして"モノ"の価値が損なわれたとき，不平・不満があふれるのだが，これは椅子の脚が折れてしまったときと同様の「もう価値がないから要らない」という感覚に近いものがあるのではないだろうか。同じ"人間"としてとらえることができていたならば，このような感覚には到底ならないはずである。

## (3) 人間の価値

### a．優れているという錯覚

　近年スマートフォンの普及は目覚ましいものがある。筆者が電車に乗っていた時，小学校低学年くらいの女の子たちが別れ際に「帰ったらメールするね」と言いながらスマートフォンを掲げていた場面に遭遇し，その大人のような仕草に違和感を抱いたことが記憶に新しい。

　さてこのような心の未発達な子どもたちが，ほかの子がもっていない"優れたモノ"，ここでは，スマートフォンを得た場合，どのような問題が起こると考えられるだろうか。先に述べたように，もっている自分がほかのもっていない子に比べて優れていると錯覚するがゆえに，時としてもっていない子どもたちを劣っていると見てしまうことがある。もっているかもっていないかだけの差であるが，あたかも心も身体ももっていない子に比べて優れているという感覚が生まれることは，客観的にとらえてみると不思議なものである。

　また，スマートフォンで連絡を取り合う子どもたちは，本当に優れているわ

けではないので，友人との些細なすれ違いで簡単に自尊心が傷ついてしまうため，きっかけは些細なものであってもその後，大きな心の問題となることもしばしば起こりうる。

### b．SNS・インターネット

　スマートフォンの普及とともに普及しているものがSNSである。簡単に他者と繋がることができて，かつ簡単に他者を切り捨てることができるSNSは使い方によっては非常に便利なツールであることは誰しも承知のことであろう。
　しかし，どこの誰かわからない人たちとやり取りする子どもたちは，そこにある悪意に気づかない場合が多い。「優しいから」「相手も同じ年の子だから」などという意見は，相手の顔を見ることができないインターネットにおいてまったくあてにならないと思ってよい。これは，子どもたちだけにかかわらず，大人にも応々として見られるものであろうが，個人情報を教えてしまったり，写真を送ってしまったりすることは控えるべきである。インターネットに載せるということは，全世界からその情報を閲覧できることと同義であることを改めて確認されたい。
　ところで，SNSで起こりうる問題はほかにもあるのだが，まず学校で友人と繋がり，帰ってからもSNSで繋がる生活を想像してみよう。現代の若者の多くはこのような生活をしているが，いかがだろうか。つながっているだけならばまだよいが，ある程度の信頼関係が築けていない場合，「返信が遅いのは嫌われているからではないか」「自分だけがSNSのグループから除け者にされているのではないか」などと，あらゆる不安がつきまとう生活である。
　SNS上でも繰り広げられているのは，現実と同じ人間関係であり，そこでストレスを感じるものも少なくない。筆者が，現実での友人以外の（趣味などが同じ者同士で現実の付き合いはない）人たちとやり取りをしているSNS利用者10代から30代の男女55人に対し，『SNSを使っていてストレスを感じたことがありますか』というアンケートを行ったところ，図5－1のような結果になった。「ある」が56％，「ない」が31％，「無回答」が13％で，半数以上がストレスを感じたとこがあるという結果になった。さらにある者の多くは「SNS上の

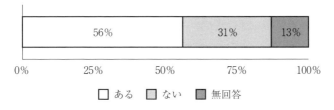

**図5−1** SNSを使っていてストレスを感じたことがありますか

人間関係でストレスがある」と回答した。

　趣味で行っているSNSでさえストレスになる背景には，やはり文字だけでのコミュニケーションの難しさと，その文字の向こう側に同じ人間がいるという感覚が希薄になることが原因としてあげられるのではないだろうか。現実場面で挨拶することすら嫌悪感を抱く者がいる現代社会の中で，SNSでのコミュニケーションという一見効率的な文字だけで他者とかかわることができるツールは，反面で人間的なかかわり方の大切さやあたたかみなどを薄れさせてしまう場合もあるのかもしれない。そういった点において，私たちは正しく，楽しく活用する術を知り，そこで起こりうる危険などを子どもたちに伝達していかなければならない。

### （4）心の問題における解決とは

#### a．効果的なアプローチ方法とは

　これらの現代社会における心の問題の解決のために，心理学は大いなる貢献をしてきたといえる。とりわけ，臨床心理学の分野では，種々の心の問題の解決のためのアプローチ方法が発展してきた。では，それら多種多様なアプローチ方法の中で，もっとも優れたアプローチ方法というものはあるのだろうか。

　岩壁（2007）は，これまでの効果研究から，カウンセリング・心理療法には，現在400以上のアプローチまたは介入モデルがあるとされているが，効果において学派間にも，アプローチ間にも差が見られなかったことを伝えている。では，多種のアプローチ方法のどこに効果があるのか。これについて，アッセイとランバート（Asay & Lambert, 1999）の効果研究を挙げ，効果研究に見られ

るクライエントの改善の約40％は，クライエントの問題または障害の重篤度や慢性度，楽観主義的傾向，心理療法に対する動機付けの高さ，家族・友人をはじめ，自助グループの参加など，クライエントとかかわる「カウンセリング外要因」に帰属されたこと，次に効果に大きく寄与するのは，クライエントとカウンセラーの援助関係とかかわる変数であり，効果の約30％を占めることを述べている。

つまり，もっとも優れたアプローチ方法というものがあるのではないということである。カウンセリング・心理療法が効果的に機能するか否かは，クライエントとカウンセラーの間に信頼関係があるかという点がもっとも重要であるといえる。

b．現代社会と心の問題

人の心の問題の解決には，その人を取り巻く環境と，他者との関係性が大きく関係しているということがわかった。現代社会において心の問題の解決には，まず正しい自己理解をすることと，他者を自分と同じ"人間"として思いやり・感謝の気持ちを忘れずにかかわることが大切なのであろう。

次にその気持ちをもって援助していくことで，クライエントとの信頼関係もうまれるであろうし，アプローチも最大限効果的にはたらきかけることができるのである。

## 2．現代社会におけるストレスへのアプローチ

（1）家庭

ここでは，家庭におけるストレスへのアプローチとして，「家庭内の葛藤」と「生活の出来事（ライフイベント）におけるストレス」に焦点をあてて述べることにする。

a．家庭内の葛藤へのアプローチ

　家庭内で不和が生じた際に，当然のことながらその不和自体がストレスとなる。このストレスを解消するには，家族会議を開き，お互いにオープンに話し合う機会をもつような工夫をすることである。家族がお互いの話に耳を傾け，傾聴し合うような態度が必要である。しかし，近親者の話を冷静に聴くことほど困難であると感じている人は少なくないであろう。家族同士であると，それぞれが自分のことをわかってほしいという気持ちが強い。そこを何とか家族であっても譲り合う精神が重要ではないかと思われる。

　家庭内で葛藤が生じストレスを感じる時にこそ，家族旅行などの計画を立てて，問題解決のために行動に移すことである。日常生活を川に流れにたとえるならば，私たちは日常生活という川の流れの中にいる，あるいはどっぷりと浸かっていると想像してみよう。毎日，私たちは，忙しく過ごし，バタバタとあっという間に一日が過ぎてしまい，「今日一日，いったい私は何をしていたのだろうか」という疑問を感じたことのある人もいるであろう。朝起きたと思ったら，もう夜の就寝時間を迎える。余裕のない状態に陥り，イライラ，クヨクヨ感を体験する。私たちは，どうすることもできない感情をついつい家族にぶつけてしまう。このようなぎこちない日々が続いたならば，そんな時にこそ日常生活から飛び出して，家族を非日常とういう場に置くこと（非日常的体験）である。そうすることによって，お互いに見つめ合い，家族の有り難さ，そして暖かみを感じるものである。このような試みが家族の歴史を作っていくと考えられる。

　一方，旅行中にお互いに我が出て，喧嘩になることもあるだろう。それも家族ならではのことであろうし，それを認め，お互いに許すことである。家族で非日常的体験をすることが家族の絆を深める機会となると思われる。しかし，家族旅行の計画を立てたものの，実行に移すことが困難な場合がある。たとえば，それは，「お金」「時間」「人」が障壁となって，実現できないのである。旅行に行くとなると，お金が必要で，その「お金がない」，また家族の時間を合わせる必要があり，仕事をもっている人は休みを取らなければならないが結局休みが取れず，旅行に行く「時間がない」ということになる。さらには，介

護しなければならない祖父母がいて，介護を放棄するわけにはいかない。つまり，「人の問題」で実現できないこともある。このような場合は，家族で話し合って，協力し合い，障壁をクリアにし，冒険することが重要である。家族で冒険することによって実現可能なものにしたならば，それもまた結果的に家族の絆を深めることになるのである。

　日頃から家庭で，「おはよう」「行ってきます」「行ってらっしゃい」「ただいま」と意識的にコミュニケーションを図るようにすることである。たとえ喧嘩をしていたとしても無視することなく，これらの言葉かけを大切にすることである。家庭内に「思いやり」と「優しさ」風を吹かせ，家庭内をいつも新鮮な空気が流れるよう家族の構成員がお互いに努力する必要があろう。

b．家庭における生活の出来事（ライフイベント）に関連したストレスへのアプローチ

　家庭における生活の出来事（ライフイベント）は，たとえば，「誕生」「入学」「卒業」「就職」「結婚」「離婚」「配偶者の死」などさまざまである。ここでは特にストレス状態を起因しやすいといわれている「配偶者の死」「離婚」を取りあげ，そのストレスへのアプローチのあり方について考えてみたい。

　ホームズとレイ（1967）は，社会的再適応尺度において生活の出来事とストレス評価点について発表している。その中で，「配偶者の死」「離婚」が上位に位置していて，ここではその2つについて取り上げ，それぞれのストレスへのアプローチについて考えてみたい。

　現代社会は高齢化社会といわれている。高齢者は，喪失体験が増加し，うつ病と自殺のリスクが高まるとされている。喪失体験の代表的なものに，「職業からの引退」「経済的喪失」「配偶者や友人との死別」「身体的健康の喪失」などが挙げられる。

　ホームズとレイによると，配偶者の死は，「ストレスの評価点100」とし，ストレスの中でも最も高い数値となっている。65歳以上の老夫婦のみ世帯数は平成17年5,420千世帯，平成22年6,190千世帯，平成25年6,974千世帯と増加傾向を示している（平成27年度版高齢社会白書（概要版）内閣府）。老夫婦の場合，

どちらが先に逝くか，絶えず配偶者と自分自身の死の不安にさらされているといっても過言ではないであろう。やがて，配偶者の死を迎え，遺された者はその死をどのように受け容れていくかが課題である。遺された者は，非常に強いショックにさらされ，悲嘆や抑うつ反応を示す人もいる。遺された者は，生きる価値を見いだせず，うつ病を発症し，自殺念慮を呈する者もいる。うつ病や自殺を防ぐために，地域の児童民生委員や保健師などが，配偶者をなくした高齢者を把握し，介入する必要があるであろう。積極的にうつ状態にあるか否かのスクリーニングを実施し，その結果，もしその疑いがある場合は，医療機関，保健所，精神保健福祉センターなどにつなぐことが重要である。

なお，日頃から高齢者には，息子・娘夫婦や孫から積極的にコミュニケーションを図るようにすることである。また，周囲の人々から老人クラブなどの地域活動やボランティア活動への参加を促す，趣味を活かす活動をする，若者にかかわるなどの機会をもつように促すことが必要であろう。

次に，離婚は，ホームズらによれば，「ストレス評価点70」といわれ，ストレスのなかでもかなり高い値を示している。離婚することが悪いことであろうか。筆者は決してそうは思わない。縁あって，男女が結ばれ，子どもが誕生する。縁あって結婚したものの，共に生活してみると，お互いの性格の不一致や将来のヴィジョンの食い違いに気づき，離婚するという選択肢が生まれてくることもある。しかし，それと同時に，「子どもをどうする」「建てた家をどうする」，そして「預金はどうする」など離婚にまつわるさまざまな問題が生じてくる。また，離婚調停，裁判に発展していくと，長期化することもあり，お互いの精神がむしばまれる。そのことが大きなストレスとなる。

子どもを授かった場合には，可能な限りお互いに辛抱することが必要であろう。我慢でなく辛抱するのである。我慢は強いられる，させられるニュアンスがあると思われる。辛抱は「他がために」である。それは「子どものために」である。子はかすがいという。であるから，子どものことを第一に考えることだ。夫婦の危機を感じたら，子どものことを第一に考え，第三者の介入も考える必要があろう。たとえば，仲人がいたならば，仲人に相談する。友人に相談する。プロフェッショナルな心理カウンセラーである臨床心理士のところに夫婦でカ

ウンセリングを受けるなど，夫婦の間に新鮮な空気を入れてみる工夫をしてみることである。そうすることによって，離婚の危機を回避し，夫婦の絆が深まり，夫婦の歴史を創っていくのである。

## （2）学校

昨今，教育現場においてもさまざまな心の問題が起こっているといえる。いじめ，不登校，自殺など子どもたちの心の症状，家庭環境における保護者の在り方，教職員の不祥事などニュースや新聞に挙がる問題も少なくない。ここでは，教育現場における子どもたちを取り巻く心の問題を中心に，家庭環境の問題，教職員の問題などと併せ，事例を取り上げつつ多角的に考察していきたいと思う。また，筆者自身，スクールカウンセラーとして教育現場に身を置いている者ではあるが，この大きな心の問題について論じるにあたり，到底，適格者ではないとの思いもある。この章で文章に書き留め，可能な限り自己の研鑽に努め，他者に役立てていきたい所存である。

### a．教育現場における心の問題とは

今日，教育現場で起こっている心の問題についても，他の領域の心の問題と同様の共通性を見いだすことが可能であると考えられる。それは，家庭の問題は家庭の問題，職場の問題は職場の問題と切り離すのではなく，家庭における問題が職場における問題に関与し，職場における問題が家庭における問題に関与し，教育現場・子どもたちの心の問題が家庭，職場の双方に関与しているなど，それぞれが独立しているのではなく，形は変えようとも，一つの問題が「一であって，またすべて」であるように他のいずれの問題とも関連しうるということである。こういった考え方は，互いに助け合い，自他を思いやるがごとく，コミュニティとして共存的社会を形成している私たちにとっては，当然のものとしてとらえることができる。しかしながら，家庭の問題は家庭の問題，職場の問題は職場の問題と，それぞれを切り離し，個と錯覚してとらえ，個々を概念づけし，枠組みにはめようとする思考の在り方にこそ，心の問題の根本的な原因があるとも考えることができるのである。自らと他とを分けること，

共感や人間味をなくした在り方に心の歪みが生じてくるといえる。とりわけ，社会的，家庭的，環境的弱者の立場に当たる子どもたちこそ，それらの問題による歪みの影響を受けやすく，種々の問題の最終的な受け皿として，冒頭でも挙げたような，さまざまな心身の症状を有することも少なくはない。子どもたちが一同に集う学校現場では，さまざまな心の問題が生じてくることにも納得がいくといえる。

## b．自他の区別とは

では，それらの心の問題の根本となる自他の区別はどのように生じてくるのであろうか。また，どうしたら解決できるのであろうか。クライエント中心療法を創始したカール・ロジャーズの説から，その方法を見ていきたいと思う。

諸富（1997）は自著で，ロジャーズの心理学とは，そこで相手が十分に"自分自身"でいることができ，それを味わうことのできる「心理的空間」を提供するアプローチであることを述べ，そのアプローチの特徴を一言でいえば，人と人との「関係そのものが癒す」と考えることにあると述べている。ロジャーズは，すべての生きとし生けるものに，さらにはこの宇宙の万物に，〈いのちの働き〉が与えられていると考えており，心の病が生じる原因として「環境」をあげている。「環境」の中でもとりわけ，親や教師など，自分にとって大切な他者があれこれ「条件をつけて」かかわってくること，「～をすればあなたはいい子だけれど，そうしなかったら悪い子」といった態度でかかわることが，人の心を歪めるのだと考えた。すると子どもは，親や教師から愛されなくては大変なことだから，相手が望むようなことをしようとし，いつの間にか，親や教師のモノサシを自分の中に取り入れて，「お前は～すればいい子だけど，～しなかったら悪い子」と，今度は自分で自分にいうようになっていく。このようにして，人はさまざまな捕らわれを抱え，自分が本来もっている〈いのちの働き〉を損ない，発揮しえないようになっていくと述べている。

このことから，私たちは幼少期に他者から与えられた「条件づけ」によって，自分さえ良ければいいという，自他の区別を生じ，自らに取り込み，それによって心の問題を生じさせると考えることができる。また，その解決には，十

分に"自分自身"でいることができ，それを味わうことのできる「心理的空間」を他者と共に味わうことであるととらえることができる。

c．教育現場における心の問題の実際

次に教育現場におけるそれら心の問題の生起と治療の過程について，筆者がかかわった中学生男子との簡単な事例を述べ，見ていきたいと思う。なお，本児とご家族からは，本章を執筆するに当たり，事例として挙げさせていただくことについて，事前確認をし，了承を得ている。また，プライバシーを考慮し事実を一部改変している。

筆者が本児と出会ったのは，本児が中学1年生の初夏の頃であった。両親に連れられての来室であり，筆者からの質問にも両親の判断を仰ぎつつ，とりわけ母子共に父親の顔色を伺いつつ答えるといった具合である。聴くところによると，本児は，「学校に来たくない」ということを一貫して述べており，そのきっかけは，とある科目の教員から自身の訴えを再三にわたってないがしろにされたためということであった。また，他の生徒からもさげすまれた目で見られているように感じることなど，同級生からの視線が怖いことなども訴えていた。

この日から，週1回1時間程度，筆者と本児，筆者と母親，筆者と両親など状況によって面談形式を変えつつ，本児の卒業まで面談していくこととなる。その2年半にわたる面談の中で見えてきたものは，本児を取り巻く家庭環境の心の問題による歪みであった。

父親は，本児が幼少期の時から，自分の思い通りにならないと殴る，蹴るなどを本児に対して行っており，母親に対しても，暴力とまではいかなくとも暴言などは日常茶飯事であった。また，その父親自身も幼少期にそういった家庭環境で育っており，周囲の期待に応えられなかった自身の現在の仕事においても，強いフラストレーションを感じていた。母親は，そういった父親のフラストレーションを受け止めることに疲れきっており，さらに本児への暴力的なかかわりを止められない自身を蔑んでいた。本児は，両親の境遇を受け止めてきたのだが，やはり限界がきていたのであろう。不登校という形で自身の殻に籠るほか，自身の心を守る術がなかっといえる。

筆者との面談を通して，各自が自身を取り巻く状況と心の問題に気づくに連れて，本児の登校日数は増えていくのだが，その過程で見えてきたものは，学校環境における心の問題による歪みであった。他の生徒は，比較的暖かく本児を迎え入れてくれてはいたものの，また，本児自身の主観による偏見もあるのであろうが，どこか本児を本児自身ではなく，「不登校者としての本児」という見方が拭い去れないものであった。教員に関しても同様であり，あまつさえ，本児を「不登校者」として概念づけし，本児を取り巻く境遇からか「無理でしょう」と学校復帰を心の底では諦めていた者さえいた。そういった境遇にありつつも心の通わすことのできる生徒，教員と出会えたことは本児にとって幸運であったといえる。筆者，生徒，教員とのかかわりを通して徐々に本児は健康な心の状態を取り戻し，自身の進路を見いだして卒業していった。

### d．自他を分けることについて

　この本児とのかかわりの中に，本児の心の問題が本児自身のみによってではなく，本児を取り巻く家庭・学校環境と関係し合っていることを見ることができると思う。また，本児が回復していくに当たって，ここには書き切るとこができなかったのだが，本児自身はもとより，本児を取り巻く家庭環境の両親，学校環境の生徒，教員の並々ならぬ葛藤と努力を察していただけたらと願う。

　心の問題の根本とも考えられる「自他を分けること」は，それほどまでに私たちの心の奥深くに根付いてしまっており，自覚がないほどである。また，一時自覚できたとしても，すぐに忘れてしまうものである。自他を分けるがゆえに，私たちは他者に自分の都合のいい「条件づけ」をし，それがかなえば他者を賞賛し，かなわねば他者をさげすんでしまう。自身の心の歪みによって生じ，他者の心を歪ませるものである。本児の父親は，自身を幼少期の経験から自他を分けてしまったゆえに，「言うことを聞かない本児が悪いのだ」と本児に自身と同じ境遇を負わせるほかなかった。本児の母親は，家庭環境の境遇から自他を分けてしまったゆえに，「どうせ私なんか」と自身をさげすみ，難を逃れるほかなかった。本児を取り巻く多くの生徒は，自他を分けてしまったゆえに，「自分は違う，優秀なのだ」と本児を不登校者として見るほかなかった。とあ

る科目の教員は、自他を分けてしまったがゆえに、「有能な自分がなぜ言うことを聞かなければならないのか」と本児の訴えをないがしろにするほかなかった。本児は、自身を取り巻く境遇から自他を分け、不登校に至るほかなかったのである。

このようにして、心の問題は関連し、時として複雑に絡み合い、回避し難いものとして、結果、弱者である子どもたちにあらわれてくるのである。あたかも、にごった水が上流から下流に流れるがごとくである。流れ着いた先が広大な海ならばよかったのだが、自他を分けるほかなかった本児は、心を閉ざし、流れを断つことでそれを沼とするほかなかった。筆者、両親、生徒、教員との新たなかかわりから、よどみにごった本児の沼に、いくつもの新しい流れが生まれたのは幸いであった。その行き着く先が広大な大海原であることを願うほかない思いである。

本項では、教育現場における心の問題に際して、ほかのさまざまな問題と併せて論じることとした。筆者が体験したこの事例における心の問題は、多くの教育現場においても、家庭環境においても、職場環境においても、多かれ少なかれ起こり得ているものと考えられる。本項から、現代社会における心の問題の複雑性を見るのと同時に、弱者にあたる子どもたちの境遇を感じとっていただけたらと思う。この事例の面談経過の中で、一時、本児と、本児の母親から、「もう死んでしまいたい」と死についての発言もなされていた。心の問題の複雑性は、時として、自分自身の人生をも「生」と「死」に区分し、「死」に至るほかない心持ちへと人を変容させてしまう。「死」の選択は、よどみにごった沼からも咲き誇る蓮の花の成長を待たずして、沼のそこに穴を開けるようなものであるが、「底なし沼」という言葉があるように、それは深く、深く、どこまでも限りのない罪悪と、後悔と、失望であるように思う。そこに至らずに新たな流れを作れたことに心から感謝したい思いである。

(3) 職場

ここでは、職場におけるストレスへのアプローチとして、「ストレスチェッ

ク制度」「職場におけるストレスへのアプローチの実際」「職場におけるストレス軽減の工夫」について述べることにする。

### a．ストレスチェック制度

　2015年12月1日，労働安全衛生法が一部改正され，新たな取り組みとして，労働者に対するストレスチェックの実施が義務づけられた（厚生労働省，2015）。職場のメンタルヘルスは新しい局面を迎えている（大林，2016）。これはストレスチェック制度と呼ばれていて，労働者のメンタルヘルスの保持を目的に，従業員が50名以上の事業所を対象に，紙ベースやWEB入力によるストレスチェックを実施し，ストレス度の高かった従業員には，医師による面接指導を事業所に課した制度である。ただし，医師による面接指導は，本人からの申し出があった場合にのみ実施している。なお，職場全体のストレス傾向を分析し，職場環境の改善に活かす「集団分析」は，今回の制度では努力義務となっていて，今後の課題となっている。

### b．職場におけるストレスへのアプローチの実際

　**職場・家庭・専門機関の連携**　　職場において，上司は部下が「うつ病が発症する」「会社に出勤しない」など諸問題が生じた場合に，それに対応できるようなスキルを身につけておく必要がある。上司は，日常の業務の中で，部下をよく観察することも大切である。問題に一早く気づき，早期に危機介入することである（キャプラン，1961；山本，1968・2000）。何よりも重要なことは，早期発見，早期治療である。大企業の場合は，上司が，企業内に設置されている保健センター等の福利厚生施設に勤務している精神科医や臨床心理士等の心の専門家につなぐことである。また，部下が会社内の機関に相談することに抵抗を示すような場合には，会社内の保健センターを通じて，外部専門機関に繋ぐ必要がある。さらには，上司は，本人の了解を取って家族に知らせる。本人が家族に知らせるのを拒む場合は，うまく家族とコミュニケートし，本人には内緒で家族に伝え，一早く家族に現状を理解してもらい，問題解決に向けて協力してもらうことである。

**コンサルテーション**　コンサルテーションといって、たとえば、上司（コンサルティ）がうつ病等の心の病を呈した部下へのかかわり方について、精神科医や臨床心理士（コンサルタント）と話し合う場をもつことも重要である。コンサルタントとコンサルティは職域が異なるが専門家で対等な立場である（キャプラン，1963, 1964, 1970）。上司は心の病をもつ部下のことを一人で抱え込まず、家族の協力や心の専門家等に助言を求めることである。

**職場復帰への支援**　社員がうつ病を発症し長期にわたり療養した後に、職場復帰を希望する場合には、会社として、上司として、可能な限り支援すべきである。まず、復帰を試みようとする社員が最も働きやすい部署、仕事を用意することである。勤務形態も最初は1日2時間程度、次に半日、最終的に終日というように、主治医と連携しながら、本人とよく話し合い、本人の状態を考慮しつつ徐々に職場復帰ができるように支援してくことである。

特に、うつ病を発症する人は、真面目でがんばる人である。本人は何とか復帰し以前のように仕事がしたい、人に迷惑をかけたくないといった気持ちが強い。職場復帰のペースが自分の思うようにいかないと、本人は焦るばかりである。それが悪循環となり再発する場合もあるので、3カ月から半年の期間をもってゆっくり支援すべきである。

わが国は、資本主義経済社会である。言い換えるならば、「損するか、得するか」「儲からない、儲かる」「勝ち組、負け組」といった競争社会である。うつ病を発症する人は、このような社会に過剰適応気味となり心が枯渇してしまった人々である。会社側も可能な限り待つ姿勢、見守る姿勢が必要となる。

### c．職場におけるストレス軽減の工夫

職場では、身体的健康の維持のために、あるいは一日の仕事開始のための準備運動として、ラジオ体操を導入する事業所もある。心身は関係が深いので、身体を動かすことが精神的健康に影響をもたらすともいえ、適度に身体を動かすことはストレス軽減に役立つといえる。

ストレス社会を生き抜いていくには、企業も思い切った改革が必要である。フレックス・タイムの導入といわれるように、就業時間を柔軟にしている企業

もある。あるいは午睡（昼寝）の時間を設けている企業もある。これからを実施している企業は，社員のストレスの軽減につながり，それによって企業が末永く生き残り，結果的に利潤も上がっていくのではないだろうか。

先に紹介したラジオ体操，フレックス・スタイム，午睡といった取り組みは身体面に焦点を当てたストレス軽減の工夫である。一方で，身体面のみではなく，直接的に心理面に訴えかけていく工夫もあるのではないだろうか。たとえば，月に1回でよいので，社員同士がお互いに相手の良い面を指摘し合う試みである。欠点は決して言わない。具体的には，2人1組のペアとなって，お互いに相手の良い面を伝え合うのである。これをポジティブ・フィードバックという。また，来月は違う相手とペアになり同様のことを実施するのである。お互いに少々照れくさいが，そうすることによってホットな気持ちになれるのである。このような肯定的な思いが職場内に浸透することによって，職場の人間関係や職場の雰囲気がよくなるものと思われる。社会に出ると，普段，私たちは，人から褒められたり，認められたりすることが学生時代より少なくなるのではないだろうか。学生時代は先生が認めてくれたり，褒めてくれたりするものだ。社会に出ると，自分自身が自分を認めていくしかない。このような取り組みは，中小企業だと従業員数も少なくやりやすいと思われるが，大企業の場合には従業員数が多いので部署ごとに試みることである。

筆者が以前かかわっていた従業員30名程の中小企業で，社長が心理学に関心があり，実際にこのような取り組みを実施したところ，職場の人間関係，職場の雰囲気も良くなり，急激ではなく徐々にではあるが業績が上がっていったという報告がなされている。

企業は，利潤追求が第一目的である。利潤追求に貢献できない社員は，結果的に排除されてしまう。そんな中で社員はしのぎを削り，業績を上げようと奮闘する。しかし，企業戦士である前に，一人の人間であり，社員同士がお互いに思いやる気持ち，協力し合うことが大切で，このようのことが実感できることこそがストレスの軽減につながるのではないかと思われる。

# 第6章 メンタルヘルス

## 1. 心理アセスメント

アセスメントとは，クライエントに相談内容・原因・経過などを聞き，今後どのようなアプローチで援助を行っていくのか，その診断・測定することをいう。また，援助の途中で援助効果の測定を行うこともさす（松原，2013）。クライエントを適切に援助していくためには，その人が抱える問題や，その人がストレスにどのように影響を受けているのかをきちんと見極めることが必要になってくる。臨床心理学の領域では，そのための方法として観察，面接，心理検査法が用いられる。

### (1) 観察

観察とは，いろいろな条件のもとで，できるだけ客観的にクライエントのありのままの状態を「観て」，把握し，記述していく方法のことである。クライエントの表情や服装，姿勢，態度，発言などのすべてに，支援にとって欠かすことのできない情報が含まれているため，アセスメントの中でも観察は非常に重要である（松原，2013）。観察の方法については，以下の形に分類される。

#### a. 行動観察の方法

行動観察には自然観察法と実験観察法がある。自然観察法は，対象者が自然に行動している場面について，条件をコントロールせずに観察する方法である。たとえば，対象となる子どもの様子を教室の中で観察する，などの場合が挙げ

られる。その子どもが授業中に落ち着きなく動き回るのか，逆に活発さがみられず，教師に促されても発言しないのか，などの傾向を知ることができる。ただし，客観的な評価や結果整理が難しく，この方法だけでは収集できる情報に限界が出てきてしまう。実験観察法は，より正確性を期すために，対象となる行動の基準や環境を設定して，どのような条件でどの行動がどの程度生じるのか，などを観察する方法である。たとえば，部屋に何パターンかの遊具を用意し，観察の対象となる子どもがどの遊具のときに集中し，逆にどの遊具で集中が乱されるのかを観察する，あるいは，実験者が何パターンかの働きかけをして，それによってどのような行動が生じるのかを観察するような場合が該当する。

b．観察の形態

観察の形態については，対象者と観察者のかかわりの程度により，参加観察法と非参加観察法に分類される。参加観察法は，観察者が被観察者とかかわりをもちながら観察を行うものである。観察者と被観察者とのやりとりの中で，被観察者がどのようなことを話し，どのような行動をとったのかが観察のデータとなる。非参加観察法とは，観察者が被観察者とは別の場所で，ワンウェイ・ミラーや視聴覚機器などを用いて観察を行う形態である。参加観察法は，観察者と被観察者との距離が近くなるため，多くのデータが収集できるが，観察者の主観も混ざりやすい。逆に，被参加観察法は両者の距離が遠いため，集まるデータは少ないが，より客観的な観察を行うことができる。

（2）面接法

面接法とは，カウンセラーとクライエントが，お互いに直接顔を合わせながら，言語的・非言語的なかかわりを通して相手を理解していこうとすることである。言語的なものとしては，クライエントの話の内容，話し方，声の調子などがあげられる。非言語的なものとしては，表情，身ぶり，まばたき，視線，手や足の動きなどがある（松原，2013）。

面接法には，クライエントとその人がもつ問題を理解・把握するためのもの

と，カウンセリングなど，相談や援助を行うためのものとに大別される。しかし，問題把握のための面接の中でその後の援助の基盤となる信頼関係が形成され，相談援助の面接の中でもクライエントや問題についての情報が加えられ，アセスメントが続いていくという具合に，両者は厳密に分けられるものではない（河合・千葉a，2012）。

### a．面接者の姿勢

　面接は言語的なやりとり，非言語的なやりとりを介して進んでいく。そのため，クライエントから発せられる言語的・非言語的な情報をきちんと受け止めなければならない。また，面接者の態度や動作・行動によって，クライエントは少なからず影響を受けてしまう。たとえば，面接者が威圧的な場合，クライエントは萎縮してしまって流暢(りゅうちょう)に話せなくなってしまうだろうし，逆に自信なさそうにふるまう場合などはクライエントに「大丈夫だろうか」と不安を与えてしまうことになる。したがって，面接に臨む態度は非常に重要である。

### b．面接のねらい

　渡部（2012）によれば，面接のねらいは①クライエントの臨床像の把握，②クライエントの表情や服装に関する資料の収集，③クライエントの相談内容の聴取，④クライエントの症状形成に関する仮説の設定，⑤クライエントの診断，⑥見たて，の6点である。

　①についてはクライエントから受ける印象やイメージに関して，なるべく客観的なものを得ることが求められる。②であるが，表情はクライエントのそのときどきの感情に関連し，服装はクライエントの人間関係やライフスタイルに関連する。これら非言語的な情報もきちんと把握していかなければならない。③については，クライエントの主訴，悩み，来談経路や来談動機，職歴，家族関係などの把握を行うことである。④については，クライエントから聴取した内容から，どのような経緯があって現在の主訴に至ったのかを推測することである。⑤はクライエントの欲求不満体制・性格の安定性・自我同一性などを把握すること，⑥は①〜⑤を踏まえた上で援助過程や予後を含めた見通しを得る

ことである。

#### c．面接の留意点

　まず，面接の場所をきちんと確保することが大前提である。落ち着いた雰囲気の部屋で，外から中が見えないような，話の内容が他人から聞かれることがないような部屋が確保されなければならない。

　また，クライエントは，初対面の面接者と話をしに，まったく初めての場所（面接室）にやって来ることに留意する必要がある。したがって，面接を進めるにあたり，まずラポール（信頼関係）の形成を心がけなければならない。クライエントが「ここでは何でも自由に話せる」という感覚をもてるよう，温かい言葉がけや受容的な態度で面接を行うことが望まれる。

　ここで留意しなければならないのが，転移・逆転移の問題である。カウンセラーが温かい言葉がけや受容的な態度を心がけることで，クライエントはカウンセラーに感謝したり，愛情を抱いたりする。逆に，カウンセラーの態度に満足しない場合，クライエントは怒りを抱いたり，攻撃的な態度に出たりする。前者を陽性の感情転移，後者を陰性の感情転移という。また，こうした転移感情を向けられることで，カウンセラー側にも感情の揺らぎが起こる。これを逆転移という。転移・逆転移を自覚しないまま面接を進めてしまうと，クライエントに対する理解が歪んでしまい，客観的な見方ができなくなってしまう。したがってカウンセラーは，クライエントの話に価値判断を加えず，耳を傾け，すぐに解釈や指示をせずに見守る姿勢が求められる（河合・千葉b，2012）。

### （3）心理検査法

　性格検査は大きく質問紙法と投映法に分けられる。

#### a．質問紙法

　質問紙法は，被検査者にそれぞれの特性についての質問項目を提示し，三件法（「はい」「いいえ」「どちらでもない」），五件法（「非常にあてはまる」「あてはまる」「どちらでもない」「あてはまらない」「非常にあてはまらない」）な

どで答えてもらい，その回答を統計的に処理することで性格を把握していこうというものである（石丸，2009）。

　種類は多様であり，たとえばストレスチェックのように1つの側面のみを測定の対象にするものから，ミネソタ多面人格目録（MMPI），矢田部-ギルフォード性格検査（Y-G性格検査）など多くの質問項目によってパーソナリティ全体の把握を目指すものまで多くのものがあるが，代表的なものとして，ここではエゴグラムを例に挙げて説明する。

　エリック・バーンの交流分析では，親らしさのP（Parent），大人らしさのA（Adult），子供らしさのC（Child）の3要素が用いられた。弟子のデュセイはこれを，Pの部分を，厳しい親であるCP（Critical Parent）と，優しい親であるNP（Nurturing Parent）に，Cの部分を，自由奔放な子供であるFC（Free Child）と，従順な子供であるAC（Adapted Child）に分類し，これら5つの自我状態が放出する心的エネルギーの高さをグラフ化する方法（エゴグラム）を考案した。エゴグラムでは，CP，NP，A，FC，ACの5つの特性について，それぞれ10個ずつの質問項目が用意されている。それらの質問について被検査者に三件法で回答を求め，「はい」は2点，「いいえ」は0点，「どちらでもない」は1点として，特性ごとの合計点を出す。それぞれの特性は20点が最高値であり，20点に近いほどその特性が強いことを示す。エゴグラムでは，それぞれの特性のうち，どの得点が高くてどの得点が低いかの組み合わせで性格を把握していく。たとえば，NPの得点が高くてAの得点が低い人は，思いやりが強くて共感的だが，現実検討力が低くてアバウトな傾向をもっていると推測することができる。また，図6-1からは，それぞれの特性が弱すぎても強すぎても不適切な側面が出やすいことがわかる。

　質問紙法は実施や結果の数量化も容易であり，結果の処理も客観的である反面，被検査者の内省に基づく自己評定であるため，作為的に結果が歪められてしまうことがある，質問項目の解釈のしかたに個人差がある，知的障害をもつ人や年少者にとって質問項目が難解すぎて解答できないことがある，などの問題点もある。

| | | CP | HP | A | FC | AC |
|---|---|---|---|---|---|---|
| | アドバイス | 完璧主義をやめ，相手の良いところや考えを認める余裕をもつ。仕事や生活を楽しむようにする。 | 自分と相手の関係をできるだけクールにとらえ，おせっかいや過干渉にならないようにする。 | 何事も打算的に考えず，自分の感情や相手の気持ちなどにも目を向ける。 | その時の気分や感情で行動せず，後先を考えるようにする。ひと呼吸おいて行動するとよい。 | 感じたことをためらわず表現する。自分に自信のあることから実行する。 |
| 特性が高い場合↑ | マイナス面 | ・タテマエにこだわる。<br>・中途半端を許さない。<br>・批判的である。<br>・自分の価値観を絶対と思う。 | ・過度に保護，干渉する。<br>・相手の自主性を損なう。<br>・相手を甘やかす。 | ・機械的である。<br>・打算的である。<br>・冷徹である。 | ・自己中心的である。<br>・動物的である。<br>・感情的である。<br>・言いたい放題である。 | ・遠慮がちである。<br>・依存心が強い。<br>・我慢してしまう。<br>・おどおどしている。<br>・うらみがましい。 |
| | プラス面 | ・理想を追求する。<br>・良心に従う。<br>・ルールを守る。<br>・スジを通す。<br>・義務感，責任感が強い努力家。 | ・相手に共感，同情する。<br>・世話好き。<br>・相手を受け入れる。<br>・奉仕精神が豊か。<br>・弱い者をかばう。 | ・理性的である。<br>・合理性を尊ぶ。<br>・沈着冷静である。<br>・事実に従う。<br>・客観的に判断する。 | ・天真らんまんである。<br>・好奇心が強い。<br>・直観力がある。<br>・活発である。<br>・創造性に富む。 | ・強調性に富む。<br>・妥協性が強い。<br>・イイ子である。<br>・従順である。<br>・慎重である。 |
| 平均 | | CP | HP | A | FC | AC |
| | プラス面 | ・おっとりしている。<br>・融通性がある。<br>・ワクにとらわれない。<br>・柔軟さがある。<br>・のんびりしている。 | ・さっぱりしている。<br>・淡泊である。<br>・周囲に干渉しない。 | ・人間味がある。<br>・お人好し。<br>・純朴である。 | ・おとなしい。<br>・感情に溺れない。 | ・自分のペースを守る。<br>・自主性に富む。<br>・積極的である。 |
| 特性が低い場合↓ | マイナス面 | ・いいかげんである。<br>・けじめに欠ける。<br>・批判力に欠ける。<br>・規律を守らない。 | ・相手に共感，同情しない。<br>・人のことに気を配らない。<br>・温かみがない。 | ・現実無視。<br>・計画性がない。<br>・考えがまとまらない。<br>・論理性に欠ける。<br>・判断力に欠ける。 | ・おもしろ味がない。<br>・暗い印象を与える。<br>・無表情。<br>・喜怒哀楽を素直に出さない。 | ・相手のいうことを聞かない。<br>・一方的である。<br>・近寄り難い印象を与える。 |
| | アドバイス | 自分自身に義務を課し，責任を持って行動するようにする。物事のけじめを大切にする。批判力を育てる。 | できるだけ相手に思いやりを持つように努力する。家族や友人にサービスをする。ペットの世話をする。 | 情報を集め，様々な角度から物事を考える。うまくいかなくても自分で答えを出してから人に相談するようにする。 | 気持ちが内にこもらないようにできるだけ陽気に振舞って気持ちを引き立てる。スポーツ，旅行，食べ歩きもいい。 | 相手の立場になって考えたり，相手の意見を聞く。相手をたて，尊敬する。他者優先の態度を身につける。 |

**図6-1** エゴグラム5特性の現れ方（東京大学医学部心療内科，1995）

b．投映法

　被検査者に曖昧な刺激を提示し，それに対する反応のしかたを分析することで性格を把握していこうとする立場に立つ心理検査を総称して，投映法という（松沢，2009）。質問紙法が意識的な側面を主に測定するのに対して，投映法は無意識の側面を主に測定する（図6-2）。投映法の種類も多様で，バウム・テスト，風景構成法，ロールシャッハ・テスト，TAT，文章完成法などさまざまなものがあるが，ここでは最も代表的な投映法検査であるロールシャッハ・テストについて述べる。

　ロールシャッハ・テストは，まず被検査者に10枚の左右対称のインクのしみ（インクブロット）を見せ，それが何に見えるのかを問う。その後もう一巡図版を見せ，被験者から与えられた反応に対して，それらの「どこが」「なぜ」そのように見えたのかを問う。反応の分析・解釈にあたっては，①反応数，②反応拒否，③反応に要する時間，④反応領域，⑤反応の種類の幅（興味関心の幅をみる），⑥決定要因，⑦形態水準，（その反応は多くの人に共通してみられるかめったにみられないものか，などがその着目点になる（森田，1995）。

　投映法は被検査者に自分の反応のもつ意味を気づかれにくいので，反応を意図的に歪められる可能性は少なく，その人本来の姿をとらえることができる反

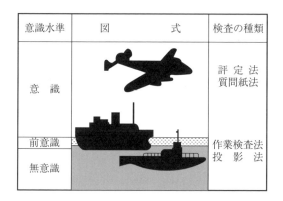

図6-2　性格検査の種類と測定する層を示した
　　　　シュナイドマンの図式（高橋，2011）

面，判定の基準があいまいであり，解釈が判定者の主観に依ってしまう，などの問題点もある。そこで，より多面的にその人の特徴をとらえるために，たとえば質問紙法で表面に現れる性格を把握し，投映法でより内面の無意識を測定するというように，特徴の異なるいくつかの検査を組み合わせて実施するという手法がとられる。これをテスト・バッテリーという。

## （4）適切なアセスメントのために

本節で述べてきた観察，面接，心理検査法について，それらのうちのどれかができればよいというわけではない。面接や心理テストを行いながらクライエントを観察することもあるし，観察や面接ではわからない側面を，心理テストを行って明らかにすることもある。そのように考えると，それぞれは相互に関連し合っていると考えるべきだろう。クライエントを理解し，適切な援助を行うためには，観察，面接，心理テストのそれぞれをきちんと身につけ，バランスよく用いていくことが必要になってくるのである。

## 2．臨床心理面接

### （1）精神分析

精神分析はフロイトによって創始された精神障害の治療法と理論の体系である。ここでは，フロイトにおける精神分析理論の始まりとその発展，そして，治療法の内容について解説する。

#### a．精神分析理論の始まり

精神分析理論の特色は，無意識という概念を中心にそこから，人間の行動や病理を説明した点にある。精神分析は一般に，①無意識的な意味をもつ心的現象の発見，②無意識的な心的現象の解読方法の創始，③これらの経験的事実を説明する無意識の心的過程に関する力動的な考え方を意味するものである。以

上に焦点をあてて説明する。これらは，フロイトが精神分析治療を始めた初期の論文において読み取ることが可能である。

**無意識的な意味をもつ心的現象の発見**　最初に無意識的な意味をもつ心的現象については，フロイトの友人のブロイアーの症例においてすでに，彼との共著の論文「O・アンナ嬢の症例」において明らかにしている。症例の主な内容は以下のようなものである。

アンナ，ベッテルハイムと名乗る，ユダヤ人高学歴の女性がブロイアーのもとに，さまざまなヒステリーの症状を訴えて来所した。その症状のひとつに「コップに入ったの水が飲めない」という内容があった。そこで，ブロイアーは催眠を用いて，ヒステリー性の転換を発生させる原因となる情動体験を探った。そこから明らかになったことは，アンナ嬢が日頃から悪感情を抱いていたアパートの住人（女性）のもとに訪問しなければならない用事があった。その時，彼女が目にしたことは，愛犬に皿の中のミルクを飲ませている住人の姿であった。アンナ嬢はその瞬間激しい嫌悪感に襲われたが，その感情を排除してしまった。彼女がコップの水を飲めなくなるのはその時からであった。

フロイトはブロイアーの症例から，抑圧の機制と，抑圧される対象としての無意識的な心的現象の意味を明らかにした。

**無意識的な心的現象の解読方法の創始**　次に無意識的な心的現象の解読方法について説明する。これは「症例　ミス・ルーシー・R―症状と抑圧―」で明らかにされている。

症例は，ミスルーシーという，ウイーンのある工場主の家に家庭教師として住み込んでいた婦人に関するもので，ルーシーは，最初はプディング，ついで葉巻の臭いの幻臭に悩まされる。また，全身的な痛覚消失も見られ，「ヒステリー」とフロイトによって診断された。フロイトはルーシー嬢を治療する際に最初に彼女から「プディング」の臭いに関する，記憶や連想を聞き取った。そしてヒステリー性の転換がどのように行われるのかを明らかにした。フロイトは慎重にルーシー嬢が，プディングの臭いへの幻臭が始まる当初の記憶を訪ねる。そして明らかになったことは，子どもたちの相手をして遊んでいる最中にプディングの臭いが部屋に漂っていたという記憶であり，幻臭はそこから始

まったとされる。そこでフロイトは，ルーシー嬢が，その時心に思いついた想念は，彼女に主人である工場主に対する恋愛感情が芽生えたことであり，子どもたちの母親になりたいという願望であり，それはかなわないことであるという心の痛みであるという解釈を加える。これは，主人への恋愛感情とそれに対する願望の挫折がプディングの臭いに置き換えられてことである。そして，そうした事実を故意に曖昧にしたことが，ヒステリーという神経症発症の原因になっていることを説明する。なお，フロイトによるとさらに，葉巻の臭いに関する幻臭の原因についても，それが始まる当時の記憶を尋ねていき，葉巻の臭いへの幻臭は，ルーシー嬢が，子どもたちへの来客等からの接吻に対して注意をしなかったという不合理きわまりない主人からの非難と叱責，さらにはその事件を通して，自分の主人に対する恋心がまったくの独りよがりのものにすぎないという事実への否認であることを明らかにしてその解釈を伝える。以上のような事実は心的な外傷体験ともいえるものである。

　これまで述べたようにフロイトの無意識世界に対する解読方法の基本は，患者の症状を，ひとつの象徴（置き換え，それも多くの場合は「性的願望」を内容とする。たとえば，ルーシー嬢の場合には，主人と結婚＝性的関係をもちたいという願望）としてとらえ，患者に過去の事実を想起させ，象徴の背後に存在する心的外傷体験を明らかにしていくというものであった。この考え方の元に「夢分析」の理論や「自由連想法」などの具体的な想起方法が展開していく。

　**無意識の心的過程に関する力動的な考え方**　　これまで述べてきたように，フロイトは忘却された過去の外傷体験が神経症の原因になると考えたが，さらに具体的には「抑圧」という機制が働いている。これは本人の願望を意識化することへの「抵抗」でもあり，この葛藤こそが実は神経症の原因なのである。このように抑圧や抵抗のように心的現象の内容を心的エネルギーの対立としてとらえる考え方が心理力動的な視点にほかならない。意識，無意識といった概念も，そこには必ず力動が存在すると考えるのである

## b．精神分析の理論の完成

次に，完成された精神分析の理論はどのような全体像をもっているか小此木（1989）の説を参考に説明する。

**性的要素の重視**　すでにフロイトはミス，ルーシーの症例においても明らかにされたように，性的本能がヒステリーの最も強力な原因であるとともに，性が神経症の形成に重要な要素を占めるものであることを確信した。これは性的病因説といわれるものであるが，フロイトはさらに，ヒステリーの患者の多くの心的外傷体験が，思春期以降の性的外傷体験に原因があるのではなく，思春期以前の幼児期における特に近親者からの性的外傷体験に起因するものであるという仮説を立てる。この仮説は後述する「自由連想法」において患者の過去に記憶を遡ればのぼるほど明らかにされていくものとされた。しかし，後日になってそうした事実は患者が故意につくりだしたという事実を知る。にもかかわらず，彼は「それでは何故に患者はそうした近親相姦的な幻想を抱くのか」という疑問をもつようになる。

① フロイトの自己分析からエディプスコンプレックスの発見

　フロイトは，友人フリースに自分の夢を報告していく過程で，父や母の死を問題にするようになった。特に幼少期において父親ヤコブへの深い尊敬と愛情の背後に，母親に対する近親相姦的な願望とそれを知られるのではないかという父への恐怖が存在した事実を知るようになる。それは父の死の3カ月後に，母の裸体の夢を見，自分の無意識にも近親相姦的な願望が潜んでいるということを知るようになることから始まり，さらに幼児記憶を遡っていく。幼児記憶では，幼いフロイトが父母の寝室に入り込み，父親から激怒される光景や，4歳の時に旅行中に母親が裸でいるところを見たことなどを思い出した。この頃からフロイトは乗り物恐怖症にかかり，さらに，不安神経症の症状は壮年期まで続く。

　以上のように，異性の親に対して性的関心を示し，同性の親からの処罰と良心との間で心理的葛藤に陥る状態を「エディプスコンプレックス」と名づけた。エディプスコンプレックス存在によって私たちの性欲は幼児期にまで遡ることが明らかになった。

② 幼児性欲について

フロイトは乳幼児期の性欲活動のことを幼児性欲とよび，幼児性欲は性的ではあるが性器的ではないとした。性器以前の性愛はリビドーに由来し身体の各粘膜部位にその刺激帯をもつ。そして，発達とともに性感帯は移行して，口愛，肛門愛，男根愛に至るとされ，男根期においてエディユプスコンプレックスに目覚めるものとされる。フロイトは以上のような性欲論を通して，やがて無意識の心理学の体系を完成する。

**メタサイコロジー（無意識の心理学の大系）**

① 局所論

フロイトは無意識の心理学を完成させるにあたり，まず，人間の心を「意識」「前意識」「無意識」という三層に分けた（図6-3）。「前意識」とはある時点では意識されていないが，それに注意を向けたり，それを回想しようとすれば，意識可能な心的内容が存在している心の層をいい，「無意識」とは，たとえどのように意識化の努力を試みても，直ちに意識化されない心的内容の存在する心の深層をいう。ここで，無意識内容の意識化を妨げているものが「抑圧」の働きである。

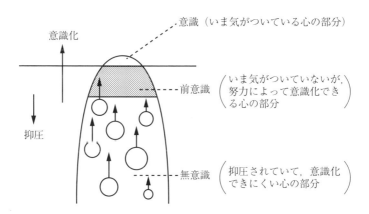

図6-3　フロイトの局所論（前田重治，1985を改変）

② 構造論

フロイトは局論に加えて，人間の心がイド，自我，超自我という3つの心的な組織から成るという心の構造論を明らかにした（図6-4）。

イドとは人間の心に存在する非人間的なものであり，生物学的，本能的，欲動的，無意識的なもので，快感原則のみに従い，現実原則を無視，ひたすらその満足を求め，論理性を欠き時間をもたず，社会的価値を無視する。

自我とは特有な属性，機能によって特徴づけられるような心の一定領域の意味であり，一方でイドの意図を有効に発揮させ満足させようとすると同時に，他方で外界の影響，特に現実原則にイドを従属させようとする。そして

〔超自我（super ego）〕
・道徳性・良心（社会や両親のしつけによる社会規範や価値観）
・イドの本能的衝動（性的・攻撃的行動）を抑える
・自我の機能を視覚的なものから理想的，道徳的なものにする
・快楽ではなく完全を望む

〔自我（ego）〕
・人格の中の意識的・知性的側面
・現実法則に従う（適切な現実的対応）
・2次過程（心の中の対象と外界の対象を区別する過程）
・認知機能（内的，外的現実を論理的に把握する）
・執行機能（意思決定し，行動に移す）
・統合機能（判断や行動に統一性をもたせる）
・防衛機能（統合性を維持するための自己防衛）

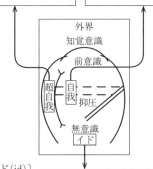

〔イド（id）〕
・人格の中の無意識的・原始的側面
・心的エネルギー源，行動の源
・生得的な本能的衝動
・幼児期に抑圧されたさまざまな観念
・快楽原則に従う（快を求め，不快を避ける）
・非論理的（行動を統一する機能をもたない）
・反道徳的（価値・道徳的判断をもたない）
・1次過程（緊張除去のためのイメージの形成）

**図6-4** フロイトの性格構造論（吉武，2005）

自我は、その知覚体系との関係によって、精神過程に時間的順序をたて、それを現実の検討にゆだねる、思考過程を挿入することによって、運動を通じての放出を延期させ、運動機能の通路を支配している。自我は、私たちが理性または分別と名づけるものを代表し、情熱をふくむイドに対立する。

超自我の基本機能は、自我を監視する役目を果たすことで、正常者における道徳的な良心、罪悪感、自己観察、自我に理想を与えることなどの機能を営むが、さらに夢の検閲官、被害妄想における監視者などさまざまな形であらわれる。そして超自我に由来する罪悪感の大部分は、無意識的なものである。超自我の成立は、発達の一段階で、自我が内的に分化して成立するもので、同時にそれは、エディプス・コンプレックスの遺産であり、両親の道徳影響の内在化された機関である。

③ 不安信号説と自我の防衛機制論

フロイトは構造論の基盤の上に、不安信号説と自我の防衛機制論を展開した。自我は、不安を、危険を予知する信号として知覚し、そこで幾多の防衛機制を働かせる。この防衛機制の原型は「抑圧」である。防衛機制とは、それを意識すると、超自我の非難のために、不安、不快、罪悪感、恥などの情動を体験するような心の内容（願望、観念、空想、思考）を無意識の中に押し込めておくことによって心の主観的内的安定を保つ自我の働きであって、あくまでも、心の中で起こる無意識的な過程である。具体的には、A回避・逃避を基本とする防衛機制、B逆転を基本とする防衛機制、C置き換えを基本とする防衛機制、D自己愛的自我を基本とする防衛機制などが存在する。たとえばAには抑圧、否認、隔離などの防衛機制が、Bには反動形成や打ち消しが、Cには象徴化、知性化、昇華などが、Dには同一化・同一視、投影などが存在する。

## c．心理療法としての精神分析

フロイトの精神分析療法は、治療者の現前下に患者が「心に思い浮かぶこと」を何でも話さなければならないという自由連想法が基本である。そして、自由連想法により抑圧、あるいは治療への抵抗という現象が明確に把握され、それ

らの背後に存在する患者の過去の対象関係，性的感情などが解釈される。そうした連想と解釈の過程で，患者のエディプスコンプレックスの存在を治療者は把握して，それを解釈して患者に伝える。患者は，そうした解釈を通して洞察を行い，神経症の症状からの回復を図るというものである。なお，面接場面において，上述のような自由連想の過程で患者が治療者に対して，過去の対象関係に対する，感情を向けてくる場合があり，これが抵抗とも結びつく。以上の現象が「転移」である。「転移」に対しては，治療者は中立的な態度を貫き，解釈を行い，抵抗を解除していく。

### (2) 行動療法

　行動療法とは，条件づけなどの実験によって構築されてきた，学習理論を中心とした行動理論に基づいて問題となっている症状，すなわち不適切な考え方，感じ方，行動などを適切な方向に変化させる試みであり，アイゼンクによってその治療法が確立された。ただし現在，学習理論だけでは不十分とされ，実験心理学，行動科学，臨床経験科学など多くの理論が採用され，治療法も多岐にわたっている。現在では，主に，①応用分析理論モデル，②社会学習理論モデル，③認知行動理論モデルなどの大別される。ここでは行動療法の進め方について触れていく。

　治療の進め方を下記に示す。

① 　クライエントの悩みは実際にどのような行動から成りたっているのかという視点が基本である。たとえば，クライエントが不安感が強い場合に，クライエントが不安感のためにどのような行動に支障をきたしているのかを明らかにする。例として，不安感にとらわれるとトイレの回数が増えるなど。

② 　次に明らかにされた問題行動が改善されるためには，その行動がどのように変わればよいのかを検討する。前述の例でいえば，不安感を減少するためにはトイレの回数を減らすことである。

③ 　問題の行動の概略が理解できたら治療しやすいようにするために，その行動（トイレに行く回数が多い）を分析して，特にどのような状況におい

て，どのような反応を起こし，それによって状況がどのように変化しているのかを明確にする。たとえば，トイレに行くときは，それが生理的な排尿欲求によってなされることばかりでなく，不安という心理的な反応によってなされることが多く，そのような心理的な反応は，試験の前等の重要な行事の始まる前に多く，そこでは激しい不安感が伴われているなどである。

それぞれの問題の行動は，それぞれに適合されるような系統的脱感作法やモデリング法，オペラント条件づけによる方法が採用される。系統的脱感作法は自律訓練法などを用いて段階的に行動の修正を求めていくものである。たとえば，試験の前の緊張，不安に対して，自律訓練を行うことで，実際に試験を受けてみて，排尿したいという欲求が少なくなることを体験させることである。

モデリング法はモデル行動をすることで，適応的な行動を習得する方法である。試験の前には1度だけトイレに行き，試験中は，たとえ排尿したくても我慢するという社会的な行動を身につけることである。

オペラント条件づけは，行動を望ましい行動（試験中にトイレに行かない），望ましくない行動（試験中にトイレに行く）に分け，前者を正の行動，後者を負の行動として，正の行動には報酬，たとえば，試験後に遊びにいく。後者には罰，試験後も勉強するなどを与えることである。こうして正の行動の強化を図る治療法である。現代では，従来の行動療法と認知療法とを統合した「認知行動療法」がさかんである。

### （3）来談者中心療法

来談者中心療法とは一般にカウンセリングとよばれるものである。カウンセリングは傾聴に始まり，傾聴を通してクライエントに対する受容，共感的態度，カウンセラーの自己一致などが重視されてきた。なお，ここでも使用している，治療者をカウンセラー，来談者をクライエントとする名称も来談者中心療法に始まる。来談者中心療法は，1940年代にカール・ロジャーズ（Rogers, C.R.）によって提唱された人間の成長と変容に対する絶えず継続的に発展しつつあるアプローチである。その中心的な仮説は，援助する人が真実さ，配慮，および

感受性豊かな評価しない理解を体験し，かつ伝え合いつつあるような関係の中で，いかにして個人の成長する力が発揮されるかという成長モデルに特色がある（野島，1992）。

来談者中心療法は以下のように展開してきた（野島，1992）。

① 非指示的カウンセリングの時期（1940年代）。クライエントの問題や生活史を分析し，原因と処方を指示しようとする従来の方法を批判して，クライエントの中に存在する成長への力を信頼し，非指示的・受容的に見守る新たな方法を提示した。その後，「非指示」に対する批判もあり「来談者中心」と変更する。

② 来談者中心療法成立・展開の時期（1950年代後半まで）。非指示的な技法よりもカンセラーの人間的な態度を重視。パーソナリティ理論としての自己理論の提示により，理論的なバックボーンが整備される。数多くの実証研究が整備される。

③ 来談者中心療法の深まり・実存化の時期（1950年代後半から1960年代後半）。ジエンドリンによる体験過程の概念の登場。

④ 来談者中心療法からパーソン・センタードアプローチへ。エンカウンターグループの実践など。

以上のように来談者中心療法は，サイコセラピイのみに限定されたものでなく，幅広く人間学そのものである特徴をもつものである。

次に来談者中心療法の発展段階について説明する（野島，1992）。

① 非指示的療法（1940〜1950）：この時期のカンセラーの主な活動は，許容的雰囲気をつくること。受容と感情の明確化とクライエントに指示しないことが重要視された。そして，クライエントのパーソナリティ変化の基本的要因は自己自身のおかれた状況についての洞察の達成である。そしてリサーチの特徴は録音の記録と治療者の数量化の努力である。

② 来談者中心療法（1950〜1957）：この時期では，カウンセラーの感情・態度における反射が強調されるとともに，クライエントのパーソナリティ変化の基本的要因は自己概念と現象的場の一致を発展させることであり，リサーチの特徴としては新しい測定法（Qテクニック。生理学的測定など）発展，治療効果の包括的・総合的研究の発展が行われた。

③ 体験過程療法（1950年以降）：この期においては，カウンセラーは基本的態度を表現するために，形式ばらないさまざまな方法をとること。クライエン

トの体験過程に焦点を合わせること。セラピストの体験の過程を表現することなどが求められる。ここでのクライエントのパーソナリティ変化の基本的な要因は自己経験，対人関係における体験の過程がより自由に，解放的に，流動的になされるようになり，直接の体験過程から新しい概念化を得ていくことである。リサーチの特徴としては「治療過程」と「体験過程」の現象学的記述の発展。治療過程，治療関係の測定法の進歩（プロセス・スケール，治療関係スケールなど）である。

以上述べてきたように来談者中心療法の内容は多岐にわたるもので，心理治療に限定されるものではなく，広く人間学的な視点をもつものである。

## （4）森田療法

森田療法は，森田正馬（まさたけ）（1874－1938）によって創始された，わが国独自の精神療法である。森田療法について①森田の精神病理学，②森田療法の概念，③治療法，④森田療法の歴史と現状に分けて説明する。

### a．森田正馬の精神病理学（特に診断学）

森田は自らの精神療法を自然療法とよんでいた。森田は神経症という用語を用いずに神経質とよんだ。そして森田は神経質をさらに，神経質（現在では森田神経質とよばれている）とヒステリーとに分類した。

森田神経質は自己内省的，理知的，ヒポコンドリー的（正しくはヒポコンドリー性基調といい，心気的に近い内容であり，先天的素質であるといわれる）であるのに対して，ヒステリーは素質的に感情過敏的，外向的である。森田神経質では，ヒポコンドリー性基調をもつ者が，外界からのある刺激を誘因として病的状態が起こり，ヒステリーも素質に外界刺激が誘因として病的状態が起こると考えた。そして，森田療法の治療対象はヒステリーではなく森田神経質であるとした。なお，ヒポコンドリー性基調は素質的なものでも幼少期の体験によって大きくも小さくもなるという。森田神経質は表6-1のように分類された。

表6-1　森田神経質

| 普通神経質<br>(いわゆる神経衰弱) | 強迫観念<br>(恐怖症) | 発作性神経症<br>(不安神経症) |
| --- | --- | --- |
| 不眠症，頭痛・頭重，頭内もうろう，感覚異常，疲労亢進，能率減退，脱力感，胃腸神経症，劣等感，小心，取越苦労，性的障害，目まい，書痙，耳鳴，振戦，記憶不良，注意散漫など | 対人恐怖(赤面・正視・視線・自己表情恐怖症など)不潔恐怖，疾病恐怖，不完全恐怖，読書恐怖，卒倒恐怖，外出恐怖，吃音恐怖，罪悪恐怖，縁起恐怖，尖鋭恐怖，雑念恐怖，高所恐怖，詮索癖など | 心悸亢進発作，不安発作，呼吸困難発作など |

### b．精神交互作用

森田は神経質が症状を発症させる過程を以下のように考えた。

症状の発症＝A：ヒポコンドリー性基調(素質) ＋ B：不安等の否定的な感情が揺さぶられる事実 ＋ C：Bに至る機会

そして，ヒポコンドリー性基調をもつ者が何らかの機会にBに出会うと，それまで外界に向いていた注意がおのれの身体的，精神的な変化に注意を向け，さらに，その注意をコントロールしょうとして思考するばするほど(知的に解決しようとすればするほど)逆に注意，関心が身体的，精神的な変化に向いてしまう悪循環を「精神交互作用」と名づけた。精神交互作用こそが，神経質の病状を発症させる精神病理仮説にほかならない。

精神交互作用について森田は次にように説明している（森田，2004）。

神経質について私がいう精神交互作用とは，われわれがある感覚に対して注意を集中すれば，その感覚は鋭敏になり，そうして鋭敏になった感覚はさらにそこに注意を固着させこの感覚と注意とが相まって交互に作用することによりその感覚をますます強大にする。そういう精神過程を名付けたものである。

**精神の拮抗作用**　「精神の拮抗作用」とは「精神交互作用」に見られるような，自分の意思と相反する心理状態が生じることを意味する。

**思想の矛盾**　それでは，どうして「精神交互作用」が症状を発症させるのであろうか。そこには，外界に向いていた注意を知的に解決，操作しようとす

るところに原因が存在すると森田は考えた。知的に解決するとは,「かくあるべし」という思想と「かくある」という事実との矛盾を意味するものである。森田はわれわれの主観と客観,感情と知識,理解と体得とはしばしば矛盾するものであるとした。それは,瞬時変化して,流転して,非論理的な感情の事実を論理的な知性によって解決できるものと考えるからである。このようなわれわれの論理的知性のもつ矛盾を「思想の矛盾」と森田はよんだ。「思想の矛盾」から「精神の拮抗作用」が生じ,「精神交互作用」が発動してくる。

「思想の矛盾」について森田は以下のように説明している(森田,2004)。

> すなわちその矛盾に対する結果とが反対になり,矛盾することに対して,私が仮に名付けたものである。そもそも思想というものには,事実の記述,説明もしくは推理であり,観念は事実の名目もしくは符蝶にほかならない。また,たとえば鏡に映る影のようなものである。この映像が観念もしくは思想である。すなわち観念ないしは思想は,つねにそのままただちに実体もしくは事実ではない。人々がこの観念と実体との相違を知らず,思想によって事実を作り,もしくは事実をやりくりして変化させようとするために,私のいう思想の矛盾がしばしば起こるのである。禅でいう『悪智』,般若心経にいう『転倒夢想』は,こうした関係から起こるといってよいだろうと思う。……おおよそわれわれの主観と客観,感情と知識,理解と体得とは,しばしばはなはだ矛盾撞着することがある。けっしてこれを同一視して考えるべきではない。この区別を明らかにしないために,私のいう思想の矛盾がおこるのである。

**生の欲望**　森田は「思想の矛盾」に苦しみ,「精神交互作用」を発動させる背後に,激しい欲望が存在することを認め「生の欲望」という概念を導きだした。「生の欲望」とは建設的な精神エネルギーを意味し,これが外界に向いている時には,健康な状態であるが内界に向いている時には「死の恐怖」(ヒポコンドリー性)になるといった。内界に向いている状態が「思想の矛盾」「精神交互作用」の状態であり,それは「死の恐怖」に苦しむことである。しかし,「死の恐怖」の背後に激しい「生の欲望」を認めていこうとするところに森田は治療の意義を見いだそうといた。

「生の欲望」とは,具体的には以下のような内容である。

① 病気になりたくない,死にたくない,生きたい。

② 知りたい，勉強したい。
③ 偉くなりたい，勉強したい。
④ 向上発展したい。
⑤ 「あるがまま・事実唯真」

森田はその治療方法において，症状はいじらずに，あるがままに受け入れ，やるべきことを目的本位，事実本位にやるべきことを重視した。ここには内省よりも行為を重視する森田療法の特色があり，森田は「外相整えば内相自ずから熟す」と述べている。ところで，「あるがままに受け入れる」という心理状態は，症状に苦しむ神経質の患者にとっては至極の業で，むしろあるがままに受け入れることができないがゆえに神経質の症状に苦しんでいるとも考えられる。そこで「あるがまま・事実唯真」とは治療方法というよりも，治療結果ともいえるものである。実際に森田は，「思想の矛盾」の説明において以下のように続けている（森田，2004）。

> そうであるならば，これらの区別もその本来に遡り，誤った思想を離れ，事実そのままになれば，もとより同一であって，両者の区別はない。ただ精神が発達する過程で，思想が発達するとその間にはなはだしい隔たりを生じるようになるのは藁毛の誤りから千里の差を生じるようなものである。たとえば皮膚を刺して痛みを感じ，インフルエンザ毒に感染して身体に違和を感じるなどのような，刺激と反応，すなわち主観と客観とはつねにたがいに一致し，母に親しむ感情と母を敬愛すべきという知識や，物の距離を理解することとそれに対する行動の体得とは，みなつねに必ず切り離すことが出来ない。けれども，その一方を離れて一方のみ偏向，発展するとき，あるいは一方には苦悩の執着をおこし，一方には思想の迷誤を重ね，禅でいうところの悪智となり，ますます迷うに深入りするようになるものである。私が思うには，いわゆる「悟り」とはこの迷誤を打破し，外界と自我，客観と主観，感情と知識とが相一致し，事実そのままになり，言説を離れて両者の別を自覚しないところにあるのではないか。

ここで森田が強調していることは，「思想の矛盾」を打破するためには外界と自我，主観と客観，感情と知識との分裂が克服されることで，それを彼が「悟り」とよんでいることである。その「悟り」を得る方法が森田療法の治療方法にほかならない。以上のように，森田療法の特色は東洋思想の影響（特に

禅仏教) が濃厚に見られることである。

c．森田療法の治療方法

　森田療法では，行動が重視されるが，それは森田が症状からの治癒という事実を理解としてではなく体得として認識すべきとしたところから生じるものである。「体得とは，自ら実行，体験して，その上で得た自覚であって，理解とは，推理によってこうあるべき，こうでなくてはならないと判断する抽象的な知識である」。

　森田療法の治療形態は入院療法と外来療法とに大別される。

　① 入院森田療法

　第1期　臥褥療法：4日～1週間ほど患者を個室に隔離して，面会，談話，読書，喫煙，その他すべての慰安を禁じ，食事，排便以外はほとんど絶対臥褥（安静にして寝ている）を命じる。この目的は，第一に臥褥中の精神状態をもって診断上の補助とし，次に安静によって心身の疲労を調整し，さらに患者の精神的煩悶を根本的に破壊し，いわゆる「煩悶即解脱」の心境を体得させようとする。ここでの「煩悶即解脱」とは，患者が隔離され入院生活によって症状と向かい合い，「思想の矛盾」の限界性を知ることでそれが打破された状態を意味する。

　第2期　軽い作業療法：昼間は必ず戸外に出て，空気と日光に触れるようにする。そのために，ある程度の庭や作業場が用意されている。期間は3日～1週間前後である。

　第3期　重い作業療法：やや重い作業をさせる。たとえば，庭造り，指物，大工仕事，手芸，薪割り，溝さらえなど。読書は歴史，地理，伝記，平易な科学書などから選ばせる。期間は1週間前後である。

　第4期　複雑な実際生活：1～2週間の生活訓練。必要に応じて外出もする。複雑な実生活をする。時には病院から学校，職場に通うこともある。この期間は退院準備期間である。

　以上のように絶対臥褥期における，「思想の矛盾」の打破を通して，第2期，第3期，第4期を通して「日常生活」への復帰とそこでの「精神交互作用」の

打破を目的とする。
　②　外来森田療法
　外来森田療法の特徴としては，患者に日記を用いた生活訓練を行うことであり，日記に患者の「思想の矛盾」「精神交互作用」「死の恐怖」の背後に存在する「生の欲望」に気づかせることなどを目的とする。日記は毎日つけ，その日の行動の記録を中心にして内面的な感情の吐露に陥らないように注意する。

### d．森田療法の歴史

　森田療法は森田が在世の時から現在まで，第4期に分かれて展開されてきた（牛島，2004）。第4期においては，外来森田療法と他の精神療法の併用がなされるようになってきた。たとえば，ユング心理学の理論に立脚した箱庭療法と外来森田療法との切り替え併用や内観療法との切り替え併用，認知行動療法との併用などである。何ゆえにこうした併用がなされなければならないのかの理由としては，現代社会では，患者の神経症症状が重篤化したり，多岐にわたる病態を示したり，森田神経質以外の他のパーソナリティ障害や心因性うつ病，発達障害等と重複する症例が多くなってきたことが挙げられる。そしてこれらの症状に対して従来の森田療法のみでの治療は困難になってきたためである。もちろん，どの療法においてもこうした症例は治療困難な対象であることでは同じであるが，森田療法との併用で，治療が好転する場合も多々存在する（大住ら，2010）。このような新しい森田療法は，従来の森田療法（森田原法）に対してネオ森田療法とよばれ，今後の展開が期待される。

## （5）音楽療法

　音楽によって不安が和らいで気持ちが安定したり，不安で眠れなかったのが眠れるようになったり，イライラ・そわそわしていたのが落ちつけるようになりリラックスしたり，慰められたり，励まされたりした経験は多くの人が持っていることであろう。さらに医療・福祉・教育・司法の領域や，最近では健康な人への健康促進，被災者への支援などにも音楽の力を利用した働きかけが行

われていることも周知の事実である。しかしあえて「音楽療法とは」と問われても困惑してしまう人が多いと思われる。

日本音楽療法学会（2004）は，音楽療法を「音楽のもつ生理的，心理的，社会的働きを用いて，心身の障害の回復，機能の維持改善，生活の質の向上，行動の変容などに向けて，音楽を意図的，計画的に使用すること」と定めている。音楽療法は2つに分けることができる。

・受動的な音楽療法（＝音楽を聴く）
・能動的な音楽療法（＝音楽を演奏する，歌う，作る）

これらはどちらも効果が認められる治療法であり，音楽を利用するメリットは，人間のもつ諸機能の発達を支援することが期待できることとして多くの人が経験的にも了解できる事実である。

日本音楽療法学会の定義から音楽療法は，①音楽のもつ働きと効用，②治療目標，③意図性と計画性の3つが重視されていることが理解できる。

### a．音楽がもつ働きと効用

音楽は原始宗教や自然崇拝などの儀式や呪術において人びとの精神を鼓舞したり一種のトランス状態（憑依）を引き起こしたりするために用いられ，人の感情を高ぶらせたり，反対に落ちつけたりという効果があることが伝承されている。音楽が人間の生理と心理に及ぼす機能的効果の例として，古くはギリシア神話や『旧約聖書』のなかにも音楽を病気治療に用いた記述がみられるし，また人間の心身に取りついた悪霊を，音を用いた呪術によって追い払おうとする呪術師による音楽療法の伝統は世界各地に存在する。

また音楽によって私たちの心が影響を受けやすいことは日常生活のさまざまなところでも利用されている。たとえば映画では，楽しい場面では楽しい音楽が，悲しい場面では悲しい音楽が，怖い場面では怖い音楽がそれぞれBGMとして流されるが，それは音楽により映画を見ている人をそのような感情に誘発するためである。

音楽が心を癒すことは私たちの経験からわかることであるが，音楽療法において音楽が「どのように効いているのか」「どんな人に効果があるのか」「どう

いう時に導入すると効果的なのか」などといったエビデンスに乏しいという，欠点が指摘されてきた。しかし近年，音楽療法の研究報告例は増加の一途にある。

村井（1995）は音楽が心に与える影響として，「気分の転導」「感情の誘発」「発散」「感情の高揚，鎮静，正常化，浄化」「励まし，慰め」の5つを指摘している。また松井（2002）は，音楽は情動や感情中枢に直接働きかける作用があると述べている。これらの考え方は，近年の脳機能イメージング研究により多面的に支持されている（宮澤・田部井，2015）。こうした研究成果により音楽がもつ働きと効用として以下のことが期待される。

① 生理的（生理的側面の発達・回復）：脈拍・筋・皮膚温の変化，心身のリラックス，脳神経系と運動・言語機能の調整や再構築，免疫機能の向上，痛みの制御
② 心理的（情緒，認知，感情などの側面の養成・安定）：慰め励まし，感情の誘発・発散・高揚・鎮静化，浄化，イメージの誘発，記憶の呼び起こし
③ 社会的（社会とのかかわり方の育成）：集団化・一体化，社会性・協調性

また音楽療法では「同質の原理」が知られている。これは，対象者の気分・感情と同質の音楽から治療を始めた方が，より高い治療の効果が得られるというものである。つまり，楽しい時は楽しい曲を，悲しい時には悲しい曲を用いることから始める方が，その後の治療効果は高いと考えられるのである。

### b．治療目標，意図性と計画性

近年の米国医療においては，人間の生物的，心理的，社会的側面のすべてが相互に影響を与えているという生物・心理・社会的モデルが注目されており，それに基づいた音楽療法が，がん患者，透析患者，心臓移植，気管切開，疼痛管理，緩和ケアと終末期医療に対して行われている。グフェラー（2015）は，認知的疼痛緩和法において，気を紛らわすため，または積極的に意識を集中させる視点を与える刺激として，リラクセーション反応を引き起こすものとして，痛みをおおい隠すためのものとして，情報の伝達手段として，好感を与える環境刺激として音楽が用いられていると述べている。

医療分野での音楽や音楽療法のエビデンスに基づいた研究も進んでいる。たとえば音楽を用いた介入が，がん患者の不安，痛み，疲労，QOL（生活の質）に好意的な影響を，動脈性心疾患患者の不安に好意的な影響を与えていることが示されている。これはコクランライブラリーにおいても紹介されている。

　本書のテーマでもあるメンタルヘルスにおける音楽療法については，ウィーラーによる実践の三段階から理解することができる。ウィーラー（Wheeler, 1983）によると，その三段階とは，支持的・活動志向の音楽療法，再教育的・洞察的・心理過程志向の音楽療法，そして再構築的・分析的・カタルシス志向の音楽療法である。

　支持的・活動志向の音楽療法は，言語プロセスではなく活動参加に重きが置かれており，人格崩壊が著しい統合失調症等の患者が対象になると述べている。この段階において，音楽療法士はクライエントの洞察よりも行動の変化に関心をもっていて，その変化によりクライエントの身辺や情緒の安定をもたらすことが期待できるのである。行動療法の原理に基づいた音楽療法が，このレベルでの実践に当たる。また音楽活動に参加して音楽をする行為（ミュージッキング）そのものに療法的価値があるという考え方もある（エイゲン，2013）。その例として退役軍人のトラウマの治療研究において，グループドラム演奏が緊張感を解放し，グループ内での所属感の助長につながったという報告がある（Bensimon, Amir & Wolf, 2008）。

　再教育的・洞察的・心理過程志向の音楽療法は，「今，ここで」の意識レベルにおいて，音楽体験を通した感情や気づきについての話し合いを通して洞察を深めるものである。認知療法や来談者中心療法に基づいた音楽療法が，このレベルでの実践に当たる。

　再構築的・分析的・カタルシス志向の音楽療法は，前述の心理過程志向の音楽療法同様に積極的な話し合いにより洞察を深めるものであるが，クライエントの無意識の領域にまで及ぶ精神分析の原理に基づいた音楽療法である。代表的な音楽療法技法としては，即興を通して無意識の領域にある課題を探索する分析的音楽療法（プリーストリー，2003）や，変性意識状態における音楽聴取を通してあらわれるイメージについてセラピストと対話をすることで洞察を深

める，音楽によるイメージ誘導法（ボニー，サヴァリー，1997），オースティン（Austin, 2008）の即興歌唱を用いたボーカル・サイコ・セラピーもこのレベルでの音楽療法である。

　上記のメンタルヘルスにおける音楽療法の3つの段階を，歌を用いた音楽療法に当てはめて考えてみる。これは米国の音楽療法士，スーザン・ジェット（Jette, S.）のソング・トーク（Song Talk）という考え方に基づいて述べる。たとえば歌を支持的・活動志向の音楽療法のレベルで用いると，単に歌唱という行為に取り組むのみならず，その歌に関するクイズ（例：誰の歌か，前奏で何の歌または誰の歌か当てる）や，歌を用いたゲーム（例：特定の言葉や音がする時に手を挙げる）などが考えられる。ジェットによると，単にその歌が好きか嫌いか，それはどうしてかということを答えるのも，相応の機能レベルのクライエント（知的発達障害と精神障害を併せ持つクライエントなど）には適切な介入法である。

　ソング・トークを再教育的・洞察的・心理過程志向のレベルで用いる時に尋ねる質問としては，「この歌のテーマはなんだと思いますか？」「この歌の主人公はどんな気持ちでしょう？」「この歌の主人公はどうすればよい（よかった）と思いますか？」などが考えられる。こうしたかかわりを通して，クライエントの思い込みや現実のギャップを認識して，ものの見方や考え方を変えていく認知療法のような効果が期待できる。

　さらにソング・トークを再構築的・分析的・カタルシス志向のレベルで用いる時に，歌のテーマや副題を考える質問のほかに，「この歌の主人公のような人は身近にいますか？」という質問が考えられる。しかしこれは，クライエントが自分の内面に向き合う準備ができていなかったり防衛反応があったりする段階では，抵抗や回避を示すことも考えられる。一方，クライエントとセラピストの間に治療同盟（Working alliance）ができていて，クライエントが自分の内面に向き合う準備ができている場合は，クライエントの方から「これは私の（父，母の）歌だ」と告白し，セラピーにおける重要な局面を迎えることがある。自分の内面を歌に投影することで，自分の無意識にあるものを意識上に引き上げ，自己理解を深めることができるようになるのである。またこの歌詞

の内容を歌という美的経験を通して体験することで，カタルシスをもたらすことができるのである。

　ところで，音楽により気分が紛れたり高揚したり落ち着いたり，無意識の領域に隠された感情が引き出されたり，発散がもたらされたり，励まされたり慰められたりすれば，それは音楽療法といえるのかと問われれば，答えは「No」である。なぜならこれは単なる音楽の使用であり，そこに対象になる者の健康を高めようという治療的な視点（目標）や意図性，計画性がないからである。自分のために音楽を聴くことは，人間が日頃意識的に，または無意識的に行っている行為である。意識的に聴くのであれば，それは単に音楽鑑賞といわれる行為である。そしてこのような音楽の使用は，学習や動機づけ，ストレス反応への対処法として個人レベルで用いられていると考えられる。ただそれは健康心理学の範疇における音楽の使用であって，音楽療法とはいえないのである。

　音楽療法を具体的に述べれば，一定の教育と訓練を受けた音楽療法士が，対象者との治療的関係を築き，音楽または音楽や音の要素を道具として駆使し，対象者の目的達成をサポートする療法ともいえる。音楽療法士は，現在はまだ国家資格ではなく，日本音楽療法学会が認定している資格が存在する。まだまだ音楽療法士の数は少ないが，さまざまな場面で大きな活躍をしており，今後，ますます医療・福祉・教育などの現場を中心に，深くかかわっていくことが期待されている。またメンタルヘルスにおいては，行動療法，認知療法や人間主義に基づくカウンセリング，精神分析の原理に基づいた音楽療法が期待される。

　特に言語介入を要する音楽療法士の育成には，高度のレベルの教育とトレーニングが必要であるが，臨床心理士のように社会的認知も十分でない状況の中で養成機関は，量も質も十分とはいえない。しかし，ストレス社会にある日本でも，薬物療法では奏功しない心の問題に音楽療法が有効であるという認識が増えて，音楽療法に対する関心は大いに高まってきている。ストレス解消と称して多くの人がカラオケで熱唱したり，リラクセーションや意識集中の手段としてアスリートや一般の人々が日常的にイヤホンで音楽聴取するのは，その前兆ともいえよう。このように経験的に広がりを持った民間療法であった音楽療法は，今やエビデンスに基づいた科学的音楽療法へと発展してきているのである。

## 3．メンタルヘルスの実際

### (1) 特別支援学校の今

#### a．特別支援教育と特別支援学校

　特別支援教育とは，障害児教育の基本的な考え方について，特別な場で教育を行う従来の「特殊教育」から一人ひとりの教育的ニーズに応じて適切な指導および必要な支援を行う教育である（中央審議会，2005）。

　2007（平成19）年4月から，学校教育法等の一部を改正する法律により新しい教員免許法が施行された。それは，「特別支援教員免許」と呼ばれ，障害児教育を幅広く専門的に行う総合的な免許制度である。

　原則として，障害のある子どもは，通常学級に籍を置き子ども一人ひとりの教育的ニーズに応じた適切な教育を受けるのである。各小学校・中学校においては，従来の「特殊学級」から「特別支援教室」と称するようになった。また，従来の盲学校・聾学校・養護学校（知的障害，肢体不自由，病弱）は特別支援学校と称して，小学校・中学校等に対する支援を行うセンター的役割を果たすことが法的に位置づけられている。

#### b．特別支援学校におけるストレスとメンタルヘルス

　筆者は，これまで，特別支援学校の小学部から高等部に通う障害をもった子どもたち，その親，そして教員たちとかかわってきた。その体験の中から，子どものストレス，親のストレス，そして教員たちのストレス，それぞれメンタルヘルス対策について考えてみたい。

　**障害をもつ子どものストレスとメンタルヘルス**　　特別支援学校には，身体障害，知的障害，精神障害，発達障害等さまざまな障害をもった児童生徒が通学してくる。ここでは特に発達障害の中でも自閉症スペクトラムの場合について，ストレスとメンタルヘルス対策を述べることにする。

　自閉症スペクトラムの児童・生徒は，環境の問題，聴覚過敏，対人コミュニ

ケーションの図りにくさなどから，ストレスを感じ，パニック状態に陥ったり，癇癪(かんしゃく)を起こす。状態が悪いと自傷行為や他害行為を呈することもあり，周囲も困惑する。また，「怠けている」「変なやつ」「わがまま」「自分勝手」「性格が悪い」「場の雰囲気を読めない」「トラブルメーカー」などと誤解され，いじめの対象になりやすい。その結果，ストレスが生じ，二次的障害として不登校，うつ病，ひきこもりなどを引き起こすこともある。

　メンタルヘルス対策として，自閉症スペクトラムの児童生徒の興味や行動パターンを理解し，自立を目指して根気強く働きかけていくことが大切である。また，本人が「できなさ」にいちばん困っているのではないかという視点を持つことからはじめることが重要である。そして，診断分類にとらわれず，一人ひとりの苦手さを理解し，それに合わせた支援の方法を多角的に考えていくことによって，彼らの安定化を図るようにする（古市，2007）。

　**障害児をもつ親のストレスとメンタルヘルス**　障害児をもつ親のストレスは想像を絶するものがあると考えられる。日々，親は苦悩と葛藤の連続で，ストレスを解消することができない状況にあると思われる。障害児・者に対する人々の意識は，まだまだ偏見と差別，そして誤解が残っている。偏見は「障害者は怖い」といった観念である。差別は「障害者を隔離する」といった行為である。また，誤解は障害者に対する正しい理解がさえていないことである。昔，障害者施設は人里離れた場所に建設され，世間と断絶してきたように感じられる。しかし，近年は街中にも施設ができるようになった。だからといって世の中から偏見や差別，誤解がなくなった訳ではない。

　筆者は障害をもった子どもたちとともに街に出かけることがある。ある子は大きな叫び声をあげた。その叫び声は，筆者には，いつも施設内にいることの多い，その子にとって外に出られることへの喜びのように感じられた。だがどうであろう，世間の人々の多くは私たちを無視し，中には嫌悪感に満ちた表情をする人もいた。しかし，道行く人々の中には，「がんばって」と声をかけてくれる人もいた。そのような時に，私たちは精神的に救われ，世間も捨てたものではないと感じた。だが，筆者は，ほんの一時，その子どもたちとかかわっているだけである。障害児・者をもつ親にしてみれば，それが毎日なのであろ

うと推察できる。この状況は，親にとって大きなストレスとなることであろう。
　通常，私たちは，人目や世間体を気にして生きている。健常児をもつ親でも人目や世間体を気にして，そこから逸脱いないように子どもにさまざまな要求をし，プレッシャーをかける。障害児をもつ親は，健常児をもつ親以上に世間の目が気になり，世間に対して狭い思いをしていると推測できる。親の中には過剰に周囲を気にして，かなりのエネルギーを消耗し枯渇してしまう。また，抑うつ的になり，慢性的な疲労感をもっている人もいる。
　子どもがもっている障害の種類によっては，状態の良い時と悪い時が交互に繰り返されることもある。親は子どもが良い状態のときに，いつまた状態が悪化するのであろうと絶えず不安感にさらされ日々の生活を送っている。また，障害の種類によっては，短命で，親よりも先に若くして逝く場合がある。親は子どもの死をどのように受けていったらようのかと苦悩する。さらには，親は子どもの将来や家族の将来を考えると辛い気持ちになる。親は，「私たちが死んだらこの子はどうなるのであろう」と絶えず心配と不安の渦の中にいる。
　子どもが周囲の人々とうまくコミュニケーションを取れない，他害行為で迷惑をかけることもある。そのたびごとに親は頭を下げ，詫びるのである。周囲の人々がほんの少し，一歩下がって理解してくれたならば，大きな問題とならないで済むことであるにもかかわらず，親は悔しい思いをする。親は子どものために我慢と辛抱の連続で，ストレスフルになりがちである。しかし，時に親は世間の不条理さに思いあまって子どもを守ろうとして，周囲の人々にわが子の正しさを主張することもある。
　メンタルヘル対策として，親のストレスの対処に特別支援学校の教師は対応せざるを得ない。しかし，こうした親の苦悩に教師であれ，何もすることはできないであろう。できることがあるとすれば，教員は親の大変さに少しでも耳を傾け，それを理解しようとする気持ちを持つことだと考える。また，親はそのような教師を求めているのである。親の中には教師の身内に障害をもった人がいないとわかると，「先生には本当のところの私たち親の気持ちはわからないですよね」と教師に否定的な感情をぶつけてくることもある。しかし，本当の苦しみはわからないかもしれないが，わかろうとする気持ちを持ち続けるこ

とが親の否定的な気持ちを溶かしていくこととなり，信頼関係の構築に繋がっていくと考える。

**特別支援学校教員のストレスとメンタルヘルス**　特別支援学校教員は普通校教員と比べて多忙である。児童生徒が登校してきてから下校するまで目が離せない。さまざまな生徒への対応が迫られ，特に身辺自立ができない児童生徒には日常的な身体的介護が必要となる。教員の中には身体的な介護によって，腰痛など身体的ダメージを受けてしまう場合もある。また，特別支援学校の場合は，授業等において，複数の教員がチームを組んで協働・連携することがある。教員間の意見の食い違いや相性がよくないといった，職場の人間関係の問題が精神的ストレスとなることもある。さらには，保護者対応が精神的ストレスとなることもある。保護者は自分の子どもが障害をもっていて，子どもを守ろうとして，あるいは子どもの障害を受容できないような場合にその否定的な気持ちを教員にぶつけてくる。保護者は教員に理不尽なこと，また無理難題をいってくる。いわゆる，クレーマーの親，モンスターの親といわれる保護者への対応に苦慮し，精神的な負荷がかかる。

　メンタルヘルス対策として，特別支援学校教員はさまざまなストレスを抱え，心身ともに枯渇してうつ病を発症し，休職せざるを得ない状態にまで追い込まれるケースもある。教員自身も日ごろから自分自身のストレス・コントロール法を身につけてくとよい。なお，不眠や抑うつ気分が2週間以上続くようであったら，上司や同僚に相談する。上司や同僚に相談しにくいようであれば，外部の専門機関（精神科クリニック，心理相談室）の精神科医や臨床心理士に相談することである。何よりも大切なことは早期発見，早期治療である。さらには，教員のストレスに対する日常的な管理職のメンタルヘルス対策への意識が必要である。管理職は，部下に対する身体的・精神的健康の日常的なチェックを導入することである。

　このことに関連して，大村・吉井（2016）は，特別支援学校（知的障害）の管理職が取り組んでいるメンタルヘル対策を明らかにしている。それによると，メンタルヘル対策として，業務の短縮や合理化を図るなどの「組織運営」「安心感のある職場環境づくり」「教員への向き合い方」「面談や授業観察を通して

の教員の問題把握」「連絡，調整」「評価と改善」「問題発生後の対応」の取り組みを行っていることを見いだしている。

**c．特別支援学校における地域のセンター的機能——メンタルヘルスへの貢献**

特別支援学校では，地域の特別支援教育のセンター的役割を担っている。具体例としては，早期教育相談，就学相談，幼稚園，保育園，児童館，小学校，中学校，高等学校のすべての先生方からの相談などである。これらの取り組みは，障害をもつ子ども，保護者，教師が少しでも苦悩や葛藤を軽減し，ストレスを溜めない一つの方策であると考えられる。

**早期教育相談**　この取り組みは，就学前の子どもやその保護者を対象に教育相談を実施する。子どもの生活や遊びの様子，行動など，保護者が子育てをしていて気がかりなことについて相談に応じる。相談内容は，たとえば，「名前を呼んでも反応しない」「落ち着きがない」「集団行動ができない」「友だちとかかわりが持てない，一人遊びが多い」「子どもの接し方，かかわり方がわからない」などである。

**就学相談**　就学相談は，発達が遅れている，特別な支援を必要とみられる幼児，児童・生徒の就学や転学について相談に応じる取り組みである。子どもがより以上に成長・発達していくために，子どもに適性にあった就学先を考える支援をする。具体的には，小学部，中学部，高等部における体験学習，就学や転学に関する情報提供を実施している。

**教師・指導員からの相談**　この取り組みは，特別支援学校において培ってきた教育相談事例の蓄積から幼稚園，保育園，児童館，小学校，中学校，高等学校のすべての教師・指導員からの相談に応じている。普通校の中に発達が気になる幼児や児童生徒がいて周囲の子どもたちとうまくいかないようなことがあると学級崩壊にまでつながっていく可能性もあり，教師はその対応に追われストレスを感じる。また，特別な支援を必要な幼児・児童生徒がいると過重負担となる。このような幼児や児童生徒の成長・発達のためにより良い支援の在り方を普通校の教師と特別支援学校の教師が共に考えていこうとする取り組みである。具体的な相談内容は「幼児や児童生徒の障害の理解」「個別支援計画

の立て方」「進路指導」「就学指導」「保護者の支援」などがある。また,「教師向けの研修会」も可能になっている。

## (2) 精神病院の今

### a. 精神医療の変遷

**諸外国における精神医療の歴史**　中世ヨーロッパでは,流行病や天変地異などの災害が悪魔のしわざと考えられ,「魔女狩り」が行われた。この迫害にあったのが精神障害者だったといわれている。「魔女狩り」は15世紀ごろに盛んに行われ,少なくとも15万人が虐殺されたといわれている。その後,16世紀から17世紀にかけて精神病の研究も始まり,精神病院が設けられるようになったが,入院患者は鎖につながれ収容されていたという。そのような治療環境が非人道的であると一石を投じたのがフランスの精神科医フィリップ・ピネル (Pinel, P., 1745-1826) である。ピネルは1789年,パリのピセトール病院で精神病者を鎖から解放し,道徳的,人道的処遇を提唱し「近代精神医学の父」と称されている。

1792年,イギリスのウィルアム・テューク (Tuko, W., 1732-1822) は,テュークの知人が当時の劣悪な精神病院の環境下で死亡した事を契機に,ヨーク・レトリート（隠退所）を開設し,患者に休息と自由労働の場を提供し,人間性の尊重を強調した。1830年,その流れを受けてジョン・コノリーは,保護衣,拘束用具を廃止し,無拘束治療を実施し,無拘束運動を推進した。

19世紀には精神病を科学的に解明しようとする動きが,イギリス,フランス,ドイツなどで活発になり,精神疾患の疾病の概念や,治療が発展した。インスリンショック療法や電気ショック療法,ロボトミー手術など身体的治療法が開発され,精神医学が大きく変化を遂げていった。中でも,フロイトは,自由連想法を考案して精神分析を始め,これが後に力動精神医学へと発展していく。

1952年,フランスで向精神薬のクロルプロマジンが発見され,これを機に,抗精神病薬,抗うつ薬,抗不安薬が開発されることになり,現代では,電気ショック療法を除く身体的治療法は行われることはなくなった。

長期収容が当たり前だった精神医療は,長期入院が施設症（インスティ

テューショナリズム）を生みだし，「病院が病人をつくりだしている」と非難され脱施設化の流れが起きる。アメリカでは，1963年のケネディー教書（精神病および精神薄弱に関する大統領書）が，ノーマライゼーションを目指す地域を基盤とした保健福祉への移行の転換期となった。ところが，脱施設化の流れの中で，いわゆる「回転ドア現象」といわれる入退院の繰り返し現象が起こり，家族内の葛藤や社会地域でのサポート体制の不備が問題となった。そして，予防精神医学の立場から地域精神保健を提唱したのがカプラン（Caplan, G., 1917-2008）である。カプランは，環境改善，相談業務を通して精神障害の発生の予防を含む第1次予防，精神科トリアージ，危機介入，自殺予防など，精神疾患の早期発見と早期治療の第2次予防，慢性患者のリハビリテーション，服薬管理や症状管理を含めた再発予防教育，社会復帰技能訓練（SST：Social Skills Training）などの第3次予防を地域精神保健活動として整理した。

**わが国における精神医療の歴史** 明治以前，日本での精神病者は「狐つき」「犬神つき」などと呼ばれ，祟りや物の怪の類として認識されており，寺院に預けられ，加持祈祷や滝に打たれるなどの修行がされていたという。また，「物狂い」「癲狂(てんきょう)」とも呼ばれ差別や偏見の目にさらされたが，ヨーロッパの「魔女狩り」による虐殺のような迫害はわが国では見られていない。1868（明治元）年以降，明治維新による近代化とともに精神保健福祉策が開始され，1875年には，日本で最初の精神科病院が開設された。しかしこの時代は，隔離・監禁が主な手段であり，精神病者に対する十分な治療がされていたとは言い難い。その後，1883年に相馬事件（旧相馬藩主が精神病院に入院後死亡した。これを旧藩士が陰謀とし不当な監禁として訴え出た事件。死亡原因は糖尿病によるものとされる）が起こり，これを機に1900年精神病者監護法が制定された。この制度は，本人の保護（不法監禁の防止）および社会の保護の在り方にルールを与えたが，当時の日本には精神病院や精神病室がほとんどなく，この法律は私宅監置での監督が主体となっていた。

1918（大正7）年，わが国の精神医学の先駆者である呉秀三は「精神病者私宅監置ノ実況及ビ其統計的観察」を報告し，精神病者の多くが医療を受けられないばかりか人間としての扱いすら受けていないという実態を明らかにした。他

国の精神病者に対する人道的運動が盛んとなる頃，わが国の精神医療は大きく遅れをとっていた。日本の精神医学が近代化するには，精神病者への正しい理解や人権意識が必要であったが，これらの理解や意識の乏しさが日本の精神医学の近代化を遅らせていたのではないかと感じざるを得ない。呉秀三は，「わが国の精神病者は，病気になった不幸とともに，この国に生まれたという不幸を二重に受けている。患者の救済，保護は実に人権問題であって，目下の急務である」と述べている。

呉らの報告を受け，1919年に精神病院法が制定され，監護の責任者が監護義務者から精神病院長へ変更された。この法律により公立の精神病院設置を目指したが，新設した病院は少数であり「精神病者監護法」は廃止にならず，私宅監置が続けられた。

1950（昭和25）年に「精神衛生法」が制定された。この法律により私宅監置の廃止，都道府県に公立の精神病院設置の義務づけがされ，私宅監置により無治療のままでいた患者が入院できるようになる。諸外国の精神医療が病院から地域医療への充実に移行していくのに反して，わが国では特に1956年以降は私立の精神病院数と病床数が大幅に増加している。精神病者は依然，病気としての正しい理解や人権擁護を受けられぬまま収容中心の医療を余儀なくされていた。そのような中，1964年に，ライシャワー駐日アメリカ大使刺殺事件が起きる。精神病院に入院歴のある青年がアメリカ大使館の塀を乗り越え短刀で大使を刺すという事件である。この事件を契機に1965年，精神病者の通報義務の強化や精神衛生センターの設置などを含む「精神衛生法」の改定が行われた。

1984年，宇都宮事件が報道される。宇都宮事件とは，精神病院に入院中の患者が看護職員に撲殺されるという事件であり，閉ざされた精神医療の実態が浮き彫りになった。WHOは日本の精神医療を激しく非難し，当時の医療機関の体制や患者の人権問題や倫理問題が問いただされ，世論が大きく注目した。これが精神保健法制の改革につながり，1995（平成7）年に精神保健福祉法（精神保健及び精神障害福祉に関する法律）が成立した。このほか，朝日新聞社の大熊一夫氏が患者になりすまし精神病院に入院して，精神病院の実態を世の中に伝えた。

## b．精神医療とスティグマ

　スティグマとは，社会的弱者を苦しめる社会心理現象とされ，人の社会的価値を低める望ましくない属性を指す。特に精神障害者にとってのスティグマは，精神障害者は何をするかわからない，危険な人物なのではないかという社会全体の意識や偏見が，精神障害者の生活のしづらさをあらわしている。さらに，精神障害者自身の「自分は偏見を受ける存在である」という意識の在り方が，セルフスティグマとして当事者を苦しめる要素にもなる。精神障害者の中には，病状の悪化や長引く入院治療によって，地域や社会での生活経験が乏しく，対人関係や社会関係での失敗や破綻が積み重ねられたことで自尊心が保てなくなることも，生活のしづらさの原因の一つとなる。こうした，「精神障害者は地域社会での生活が難しい存在である」というレッテルが，社会復帰を阻む大きな壁となっている。

　**誰もがかかる精神疾患**　とはいえ，精神疾患は今や誰もが罹る可能性のある病である。2011（平成23）年厚生労働省は，がん，脳卒中，心筋梗塞，糖尿病のいわゆる「4疾病」に精神疾患を加えた「5疾病」を医療計画に記載すべき疾患とした。うつ病・強迫性障害・摂食障害・双極性障害・統合失調症・薬物依存症・パニック障害・不安障害・PTSD・認知症・発達障害，引きこもり，自殺など，老若男女あらゆる世代の人がそのリスクにさらされている。ところが精神疾患は誰もがかかるリスクがあるといわれるのに，精神疾患の実態や精神科医療についてはあまり知られていないのが現状である。

　日々の生活を通して感じるストレスによって，心身に不調を感じることは誰しもがある。また，強いストレスにさらされれば，心身の健康状態に危機感を覚える経験をする人も多い。しかし，私たちにはストレスによるダメージに対処して健康と不健康を行き来してコントロールする力が備わっているため，日ごろ経験しているダメージの多くは何らかの形で修復されている。ただ，それらのダメージが修復できないとき，あるいは何らかの要因から精神疾患を発症し精神症状があらわれたときには，治療が必要となる。

　**精神症状は人によりちがう**　精神疾患の症状の多くは，他者には見えないもの，あるいは本人に自覚がなく他者のみが認識しているものと，その症状の

認識は複雑かつ多様であり人によって違いがある。

　うつ状態になれば，不安や気分変動，思考の障害など，対処能力や生産性の低下を伴う症状も多いため，周りからは「ぼんやりしている」「やる気がない」などと非難されてしまう。また長年うつ病は「怠け病」と呼ばれ，「根性をたたき直せば治る」などと，といわゆる「根性論」の中で手痛く扱われたた時代もあった。このように精神疾患には多くの誤解や偏見がいまだに存在する。うつ病は，几帳面で責任感が強く，周囲に気を遣う気質を持つ人がなりやすいといわれるが，非定型うつ病の中には，いわゆる「新型うつ」と呼ばれる病状があり，趣味や遊びなど自分の好きなことには何ら影響がなく，仕事などの特定のストレス状況には適応できないということもあり，病気であることに理解が得られにくい。

　現在，ノーマライゼーションの概念が社会全体に広がりつつあるが，精神病者に対する社会的不安は決して払拭されるわけではない。ただ，精神障害を抱える人たちがどのような状況で，どんな医療を受けているのか多くの人々が知り理解を深めれば，社会生活を営むさまざまな立場の人によい関係性が生み出せるのではないかと考えている。そこで精神科医療の今を伝え，今後の展望を模索していく。

### ｃ．入院医療中心から地域生活中心へ

　1995（平成7）年，精神保健及び精神障害者福祉に関する法律では，精神障害者の自立と社会参加の促進が盛り込まれたことで，長年入院医療中心であったわが国の精神医療が大きく変化しようとした。さらに2004年，厚生労働省精神保健福祉対策本部の「精神保健医療福祉の改革ビジョン」において入院医療中心から地域生活中心へという方策が明確に打ち出された。しかし現状は，地域の受け入れ条件が整わないために「社会的入院」を余儀なくされている患者が6万人以上いるといわれる。この問題は，地域の受け入れ条件が整わないだけではなく，長年続いた収容型の医療や，家族にとっては患者不在の長期化が社会復帰を阻む要因であることは間違いない。また，精神障害者が地域で生活するためには，長期入院で失った社会関係の再構築や生活能力を取り戻すことは

もとより，社会の一員として暮らしたいという患者自身の意欲を取り戻すことが必至となる。ただ現状は，いわゆる施設症（インスティテューショナリズム）に陥った患者が，こういった意欲を取り戻すのは容易ではない。

このように，「社会的入院」が示しているのは，「退院可能な精神状態」であるにもかかわらず，退院しても「住む場所がない」「生活する手立てがない」などの理由だけでなく，これまでの精神科医療そのものが，病院の中でしか生活できない状態を作り上げてしまったことも否めない事実でもある。

長期入院の患者の問題を除けば，この20年，SSRIなどに代表される新薬の開発によって精神医療は飛躍的な進歩を遂げているのも事実であり，精神疾患は治療が不可能という認識は変わりつつある。

**精神科医療におけるリカバリー**　リカバリーとは，単に病状のコントロールができるとか病気が良くなるという医学モデル的な回復ではなく，「自分との和解，家族との和解，尊厳の回復，壊れたつながりの回復や新しいつながりの構築，抑圧的な社会構造や社会過程への抵抗と人権の回復，コミュニティとのつながりの回復」という全人的な回復を意味する。これは，障害があっても地域で自分らしく満足した生活が送れることを目指している。わが国でも，セルフヘルプグループとして，当事者が当事者研究を行うというユニークな団体として「べてるの家」が1984（昭和59）年に設立し，注目を集めている。また，アメリカで始まったACT（包括的地域生活支援プログラム）が2003（平成15）年にACT－Japanとして開始し，地域精神医療の一端を担っている。

### d．治療の実際

**心療内科と精神科のちがい**　長年精神科医療に携わると，こういった質問を受ける機会が多い。「最近ストレスで眠れない，食欲もない。胃も痛い。精神的なものだと思うのだけど心療内科と精神科，どこを受診すればいいだろうか」と聞かれることがある。心療内科でも精神科でも，初診に訪れるのには大きな差異はない。ただ，厳密に区別すれば，心療内科は心身症（心が引き起こすさまざまな身体症状）を診療するという意味が含まれ，精神科は心そのものの病を診療するという意味合いが強い。

ただ，最初に訪れる診療科目が「精神科」というと，どことなく受診しづらいという人も多いのではないだろうか。一般的に「精神科」という診療科目名よりも，心のクリニック，心療内科などの看板のほうがなんとなく受診しやすいという印象を持つという人が多いのは事実である。もし，心療内科，精神科，どちらに受診したほうがいいのか迷うときには，今自分にあらわれている症状や気になる症状，困っている症状が，身体的なものなのか精神的なものなの，どちらの症状がより強く出ているのかによって受診先を検討するのもよいかもしれない（たとえばストレスで胃が痛いときは身体的症状として受診先を検討する。気持ちが沈んでコントロールできない時には精神症状として受診先を検討する）。

**精神科の入退院と入院生活**　精神科では入院する際に精神保健福祉法に則った各種手続きが行われる。入院形態には，①応急入院，②措置入院，③緊急措置入院，④医療保護入院，⑤任意入院のいずれかが適応となる。この中で本人の同意による入院は任意入院のみであり，その他の入院形態は本人の意志に関係なく医療・保護の目的で強制的に行われる。

もちろん，診察の結果，入院治療が必要だと判断された場合，医師から治療について説明がある。自ら入院に同意すれば，任意入院となり，任意入院の場合は，自らの意思で退院ができる。しかし，診察の結果，病状によっては退院制限がかけられる場合もある。

精神科では，一般的に開放病棟（日中病棟から自由に出入りできる）と閉鎖病棟（施錠されている）の2つがある。入院にあたっては，精神保健福祉法は任意入院を基準にし，患者の尊厳を尊重し，人権に配慮した治療環境が確保されることが前提にあり，行動制限は最小でなければない。特に，任意入院は，自らの意思で入院する形態であることから，基本的は開放病棟で自由に外出もできる。これを開放処遇という。

ただし，精神保健福祉法36条では「精神科病院の管理者は，入院中のものにつき，その医療又は保護に欠くことのできない制度において，その行動について必要な制限を行うことができる」としている。これにより，医師の指示によって外出や面会が制限されることもある。

e．精神医療の今

　現在，精神医療は地域生活中心への道を歩み始めた。2006年には，「障害者自立支援法」が施行され，障害の有無にかかわらず，誰もが安心して暮らせる社会の実現を目指している。精神疾患は，新薬の開発により病気のコントロールが可能なケースも多くなり，病気の予後のとらえ方も変わってきている。

　ただ，精神医療が担っているのはそれだけではない。障害者自立支援法と同時期に施行されたのが，「自殺対策基本法」である。1998年，年間3万人を突破した自殺者は減少せず，いじめ，過労，介護などによる自殺は，現代社会の背景を含む大きな精神医療の課題である。

## (3) 看護現場の今

　看護職は，人が人を対象とするいわゆるヒューマンサービスといわれる代表的な職業である。人を対象とする仕事は，特に感情のコントロールをしなければならず精神的負担やストレスも多いことは，先行研究（久保・田尾，1994）などでも多く述べられている。先行研究を中心に看護職者のストレスとバーンアウト，看護師の仕事やケアリングの意味について論じる。

### a．看護職のストレスとバーンアウト

　「ICN看護師の倫理綱領」（2012年版）の前文では，「看護師には4つの責任がある。すなわち，健康を増進し，疾病を予防し，健康を回復し，苦痛を緩和することである。看護のニーズはあらゆる人々に普遍的である」と述べられている。

　あらゆる年齢層や発達段階の人々を対象とし，責任も重く，時には死にゆく患者の看護や死後の処置，休日出勤や早番遅番，準深夜勤など3交代，勤務時間が12時間以上になる2交代の勤務形態から，生活リズムも乱れやすく精神的にも身体的にもハードな面もある。医師の指示と患者のあいだでジレンマを感じることもある。ほかにも医療技術の革新，ミスや失敗は許されない，患者・患者の家族や上司・同僚とのかかわりなどさまざまなストレス要因とともに看護職にある人は日々仕事をしている。

その結果，バーンアウト（燃えつき症候群）が起こることもありうる。バーンアウトとは，マスラックら（1986）の定義によると，「人間を相手とする仕事に従事している人たちに生じる，情緒的消耗感，脱人格化，および個人的達成感の減退をともなう症候群」である。バーンアウトを起こす要因には，年齢や性格の個人要因と，仕事の業務内容や管理体制などの状況的要因がある。フロイデンバーガー（1974）は，熱心な看護職者や完璧主義な看護職者がバーンアウトに陥りやすい性格特性を挙げた。仕事に対し，情熱を燃やし続けると限りのない看護の仕事に押しつぶされバーンアウトしてしまいがちである。

　マスラックら（1986）によって開発されたマスラック・バーンアウト・インベントリー（MBI：Maslach Burnout Inventory）は，その初版が1981年に出版された。以降，それはバーンアウト研究の土台となり，数多くの研究に役立ってきた。MBIは，バーンアウトを情緒的消耗感・脱人格化・個人的達成感の低下の3つの症状に定義した。情緒的消耗感とは，心身の極度の疲労から無気力で何もしたくないなどという感情である。脱人格化は患者や同僚などまわりの人への配慮がなくなり，無関心や孤立感が高まり気持ちのこもったかかわりや気づかいができなくなることである。個人達成感の減退は，仕事の充実感や達成感を感じられなくなったりすることである。

　近年における看護師のバーンアウトについての研究論文では，田尾・久保（1994）の追試として李（2012）による「看護師におけるバーンアウト研究」がある。バーンアウトは，訪問看護師より病棟看護師の方が生じやすいことや，24歳未満の看護師が「脱人格化」と高い「情緒的消耗感」を感じていることから，経験年数が浅い新人看護師が起こりやすいことが示唆されている。まとめとして，結婚や出産経験，上司との良好な関係性や信頼感，患者へのケアの満足感が重要であることが論じられている。ノーベック（1985）の研究では，看護婦が苦悩と燃えつきの状態に陥っているとき，それを最も緩和させるのは同僚看護婦の支援であると論じている。またストレスの対処の資源としては，身体的健康や問題解決スキル，社会的活動への参加などたくさんの方法がある。その使い方や方法は人によってさまざまである。高島（1990）は，『人間学への招待―実践"哲学のすすめ"』の中で，ストレス反応が起きるのは，アメリ

カの生理学者キャノンの"生命の恒常性"の学説に成り立ち，セリエ（1997）の学説とともに，ストレスを利用して健康を獲得することやストレスを愉しみ利用することを論じている。またパトリシア・ベナー（1999）が，『現象学的人間論と看護』の中でストレスとバーンアウトについて論じている。「ストレスとは，人に円滑な生活の営みを可能にしていた意味ないし理解（自己理解および世界理解）に撹乱が生じた結果，危害や喪失，試練が体験され，そこから悲嘆の情が誘発されたり，状況の再解釈や新しい技能の習得が要請されたりすることと定義される」（ベナー，1999）この定義は，ラザラスら（1901）の研究に負うものである。ラザラスのストレス・対処論においては，ストレスは人と状況のどちらにもかかわり，自らが置かれている状況に自分自身が適応できているか否かということを自己評価することから生じると学説した。この適応関係を"応接（transac-tion）"とよんだ。また，ベナー（1999）は，バーンアウトを"現代の疫病―燃えつき"と題し，

　　燃えつきという現代の〔看護婦をおおっている〕疫病は，〈気づかい〉と〈人の世話〉とのこの乖離によって定義され，病気の本質は人間的関心〔気づかいの能力〕の喪失という点にある……実際には関心〔気づかいの能力〕の喪失こそがこの病気の本質であり，回復の途は関心〔気づかいの能力〕を取り戻すところ以外にはない。…本当に回復するには，関心〔気づかいの能力〕を取り戻して状況に再び関与できるようにならなければならない。……疎外感とアノミーを克服するには，その人間関係と意味の再建が必要である。

と論じ，看護師の仕事において気づかい（caring）の肝要さを述べている。

### b．看護の仕事・熟練（達人）レベルの看護師とは

　現代の医療現場における看護師不足は，深刻な社会問題でもある。
　ベナー（1999）は，看護の仕事について，「看護というのは患者と密接に接することが求められる仕事であり，求められることは個々の患者に応じて異なる。巧みな意思疎通の技能や担当患者の病気と疾患をよく理解していれば患者にふさわしい仕方で力になれるが，看護が必ず成功するという万能の方法はない。患者との相性や患者への理解の程度は，看護婦ごとに異なるからである」

と述べている。

　さらにベナーは，学習者は技能を習得しそれを磨いていく過程で，初心者・新人・一人前・中堅・達人（熟練）の5つの技能習得レベルを経るとした技術習得モデル「ドレイファスモデル」を看護師の経験レベルにあてはめ，「熟練看護婦」を看護職の最高位に位置づけたうえで，「熟練看護婦は分析的な原則には頼らず，状況を直感的に把握して正確な問題領域に的を絞ることができる」と報告している。

　患者は看護師の指示通りに治療に励むとは限らない。なかにはモンスターと呼ばれる患者もいる。患者が10人いれば，10通りの看護の仕方が必要になる。あわせて医療の専門化や高度化は著しい速さで進んでいる。こうした中で看護師は医療現場に適応していくことが求められている。

　目標は，自分の強みと弱点をわきまえ，看護技能を伸ばし，患者の置かれた状況を正確に理解してケアに臨むことができる「熟練看護婦」である。しかし，そのように柔軟に働くことができるまでの道のりには，多様な問題があり，決して安易ではないのである。

### c．ケアリングとは何か

　看護師の仕事の中心は「ケア」であるが，日本看護協会では，2007年「看護にかかわる主要な用語の解説」において「看護ケア」のなかで次のように「ケア」と「ケアリング」を解説している。

> 　ケアとは，従来，身体的な世話を言い表す用語として主に使われてきた。身体的な世話により対象者との相互作用が促進されたり，対象者の心身が安全になったりすることから，「療養上の世話」もしくは「生活の支援」としてのケアに看護の独自性，看護職にとって重要なキーワードである。ケアリングとは，1. 対象者との相互的な関係性，関わり合い，2. 対象者の尊厳を守り大切にしようとする看護職の理想，理念，倫理的態度，3. 気づかいや配慮が看護職の援助的行動に示され，安らかさ，癒しをもつという意味合いを含む。ケアされる人とケアする人の双方の人間的成長をもたらすことが強調されている用語である。

　ベナーは，ケアの概念に哲学的なアプローチを用いた。ベナーとレーベル

(1999) は，その著書である『現象学的人間論と看護』で，「気づかい (caring)」という語は，人が何らの出来事や他者，計画，物事を大事に思うということを意味している。「人が何かにつなぎとめられていること」「何かを大事に思うこと」をあらわす語として「気づかい」という言葉が有益とされる。気づかうという言葉は「巻き込まれて関与していること (involvement)」を適切に表現することができ，「恋愛・親の愛・友情・庭の手入れ (caring for)・担当する患者を気づかい看護すること (caring for and about)」であり，「気づかい (caring)」という言葉で表現できるとされる」とした。

　また，ベナーとレーベル (1999) は上記書の中で，看護師による気づかいと「ストレスと対処」，健康の間の関係に考察を加えた。そこでは，気づかいの第一義性を3つの面から明らかにしようした。第一に，ある人にとって何が大事であるかを定め，何をストレスと感じ，それにどう対処していくかは，その人の気づかいのありようによって決まる。第二に人間が病気を治し，人に安らぎを与えるという活動に熟練していく上で，気づかいが中心的な役割を果たす。第三に，看護は「人を気づかい世話をする実践 (caring practice)」のひとつであるということである。ここで用いられる科学は，人を気づかい，責任を引き受けるという「道徳的技能 (moral art)」とその倫理とによって統制される。道徳的技能としての気づかいは，医療実践を導く第一原理である。どんなに革新的な医療技術でも，確かな技術をもつ看護師が，思いやりに満ちた態度で患者の世話をしないかぎり，医療技術の進歩はかえって危険にさらされて所期の目的や目標を達成できないことにつながるということである。ベナー (1999) は次のように述べた。「相手つまり患者と人間としての運命を共有していることが相手にわかるような仕方で相手に寄り添うこと—相手と一緒にいるこのような能力は，人を気づかい世話する営みとしての看護の基礎である」。

### d．感情労働といわれる看護職

　米社会学者ホックシールド (1983) は，感情抑制や緊張・忍耐など，職務中に課せられる労働を「感情労働」とよんだ。航空機のキャビンアテンダントに必要とされるにこやかさや礼儀正しさ，親切さなどの感情を「感情労働」と表

現し，これらはキャビンアテンダントの職務であり，航空会社やキャビンアテンダントにとって金銭的な価値をもつものであると論じた。スミス（2000）は，これを引用して，感情面でのケアにキャビンアテンダントと同じような感情の示し方が看護師に期待されているとし，感情労働の概念が看護職にも適応することを論じた。

スミスは，看護師にとって「病院における死との遭遇＝究極の感情労働」とし，具体的なかかわりとして，死後の処置と患者の死によりもたらされる感情の整理を挙げている。死後の処置は，感染予防などの臨床結果や検証結果などの科学的根拠（エビデンス）に基づいて行うものでもあり看護技術の一つである。看護職者としての患者への最期のかかわりであり，至高のケアといえる。さらにスミスは，「あるひとの言葉を借りれば『何人も何人も処置をするので，やり方がすっかり身についたわ。精神的にきついですけど，今はもう死はそれほど怖くなくなったし……』」。

患者の死に立ち会い，研修経験を積んでいくなかで，技術労働としての看護技術は確かに向上していくであろう。しかし感情労働はどうであろうか。

筆者が産婦人科の外来部門で看護師として勤めていた時の経験を紹介する。ある妊婦は超音波検査で胎児の心臓の拍動が画面に映しだされると優しい笑みを見せ，期待を膨らませていく。しかし，染色体異常などにより胎児の心臓が止まってしまった。その瞬間一気に奈落の底に突き落とされてしまい，深い悲しみの感情にさらされる。そんな状況にありながら，妊婦は稽留流産の手術に臨まなければならない。手術が終了し麻酔から目覚めると涙を流す女性患者もいた。もう，妊婦とはよばない。看護師としてではなく，一人の人間として涙があふれてくる時もある。

看護師にとって患者の死は，技術労働としては克服できる課題かもしれない。しかし，感情労働としては，ときに労働の負担が大きすぎるときがある。

e．死の臨床

筆者は，先に述べたとおり，看護師であり臨床経験もある。「臨床」という言葉の「床」はベッドサイドであり，「臨床」は時には「臨終」のときに，死

にゆく人の傍にそれを看取る人間が臨むという意味であることを看護学生の時に学んだ。「死の臨床」という言葉をはじめて用いたのは，兵庫県神戸市の開業医であった故河野博臣だった。河野は30代のときに2歳の娘を電車事故で亡くした経験をもつ。それから心理分析を10年受け，そこでの気づきは，娘の死は「自分の死」であり，患者の死もまた「自分の死」であったという。

### f．筆者の初めての看取りから

筆者が，初めて患者の死に対面したのは，精神病院で看護助手をしながら看護学校で学んでいた18歳の時である。Aさんという高齢の女性が，看護学校から戻り夕方の勤務に入ると亡くなっていた。苦しんだことが見て取れる死に顔で，窒息だった。ベテランの看護師がAさんに「長いつきあいだったね」と声をかけながら死後の処置を施しているのを側で見ていた筆者に，最後に顔を拭くように促した。その時は，完全に技術労働であったことを記憶している。

それから何人もの死にゆく患者に出会った。患者に死が訪れれば死後の処置を施した。

泣いてばかりの時期もあったが，恩師の一人である師長に「泣いている時間に，他の患者さんに対してやることがたくさんあるから忙しいの，家で泣きなさい」と言われたことを思い出す。

### g．祖母の看取り

筆者が経験した悔いのない祖母の看取りを紹介する。

祖母は，肝臓癌を患い骨に転移した。そのためか軽く転倒しただけであったにもかかわらず大腿骨（太ももの骨）を病的骨折し，入院生活が余儀なくされた。終末期の5か月間は，緩和ケア病棟に入院した。祖母の希望で週末は自宅で過ごしていた。亡くなる5日前，緩和病棟でランチバイキングがあった。

食欲旺盛だった祖母は，祖父と一緒に寿司や天ぷらを楽しそうにたくさん食べた。翌日には美容師によるボランティア活動があり，おしゃれに気を遣う祖母は髪をカットできたことをとても喜んでいた。姉妹とも仲が良く交流も多くあった。祖母は遠方から訪れた妹たちと会えた夜，意識をなくした。意識がな

くなって2日目の朝，筆者が「朝だよ」と声をかけると，息をはっと吐き呼吸が止まった。筆者が立ち会った看取りの中でいちばん安らかであった。氷のようになった祖母の手の冷たさを今でも思い出す。

医師の死亡確認が終わった後に，看護師がいつもと同じように声をかけながら，祖母の屍体をお風呂にいれてくれた。その後，祖母がいちばん大事にしていた着物を，祖父と着せてあげることができた。

高度な医療技術が普及している今日において，1本の点滴にもつながれていない祖母の最期は，いわゆる「尊厳死」であったといえる。

ベナー（2004）は「その人が人として迎えられ，死を何とか受け入れる状態になったとき，死は単に救うことができないという失敗ではなく，人生の通過点として対峙されるものになる」と述べた。命を授かれば必ず死に至ることは，誰にもわかっていることである。マスメディアは災害や交通事故による死を日常的に報道しているが，気にする人はどれだけいるか。しかし，自分の身近な人や大切な人の死となると衝撃は大きく，そのことは受け入れ難いこととなることが多い。

緩和ケア病棟で過ごした5か月間のなかで，祖母は自分の死を少しずつ受け入れていったように思う。同時に私たちも祖母の死を覚悟することができた。祖母の看取りは，「人生の通過点としての死」として向き合うことができた。

看護師としても家族としても貴重な体験ができたことを祖母に感謝している。病院で産まれ，病院で死ぬことが多い現代，看取りができることは家族にとって意義深いことであるといえる。

## 引用参考文献

### 序章
関根忠直ほか　1994　生活行動としての心理学　小林出版

### 第1章
オルポート, G.W., 今田恵（監訳）1968　人格心理学　上・下　誠信書房
Bandura, A. 1965 Influence of models' reinforcement contingencies on the acquisition of imitative responses. *Journal of Personality and Social Psychology*, 1, 589-595.
Bandura, A., Ross, D., Ross, & S. A. 1963 Imitation of film-mediated aggressive models. *The Journal of Abnormal and Social Psychology*, 66, 3-11.
Boring, E.G. 1930 A new ambiguous figure. *American Journal of Psychology*. 42, 444-445.
ボウルビィ, J., 黒田実郎・大場蓁・岡田洋子・黒田聖一（訳）　1977　母子関係の理論　1　愛着行動　岩崎学術出版社
藤永保・三宅和夫・山下栄一ほか（編）　1977　性格心理学　有斐閣
深堀元文（編著）　2003　図解でわかる心理学のすべて　日本実業出版社
Gibson, E.J., & Walk, R.D. 1960 The 'visual cliff.' *Scientific American*, 202, 64-71
井上毅　2013　感情・動機づけ　喜怒哀楽と意欲をめぐって　北尾倫彦・中島実・井上毅・石王敦子（編）　グラフィック心理学　サイエンス社　pp.115-134.
松原達哉（編）　2013　教育心理学　p.90.
松田隆夫　2000　知覚心理学の基礎　培風館
宮城音弥　1960　性格　岩波書店
小笠原春彦　1999　因子分析　中島義明ほか（編）　心理学辞典　誠信書房　p.47.
大木桃代　2002　感情・動機の心理　長田久雄（編）　看護学生のための心理学　医学書院　pp.30-46.
長田久雄（編）　2002　看護学生のための心理学　医学書院
大山正　2010　心理学史：現代心理学の生い立ち　サイエンス社
Rubin, E. 1921 *Visuell Wahrgenommene Figuren: Studien inPsycgikigischer Analyse*. Copenhagen: Gyldendalske Boghandel.
生和秀敏（編）　2003　心の科学　北大路書房
Shacter, D.L. 2001 *The seven sins of memory: How the mind forgets and remembers*. Boston: Houghton Mifflin Harcourt.（春日井晶子訳　2002　なぜ,「あれ」が思い出せなくなるのか：記憶と脳の7つの謎　日本経済新聞社）
関根忠直ほか　1994　生活行動としての心理学　小林出版　p.50, 66, 73, 153.
新邑出（編）　2008　広辞苑　第6版　岩波書店
Squire, L.R., & Zola-Morgan, S. 1991 The medial temporal lobe memory system. Science, 253, 1381.

鈴木光太郎　2008　オオカミ少女はいなかった：心理学の神話をめぐる冒険　新曜社　pp.179-206.
高橋彩　2014　感情・欲求　芝垣正光・目黒達哉（編）　現代心理学の基礎と応用：人間理解と対人援助　pp.78-90.
瀧本孝雄　1990　性格の特性論　詫摩武俊・瀧本孝雄・鈴木乙史・松井豊　性格心理学への招待：自分を知り他者を理解するために　サイエンス社　p.74.
詫摩武俊　1990　性格の特性論　詫摩武俊・瀧本孝雄・鈴木乙史・松井豊　性格心理学への招待：自分を知り他者を理解するために　サイエンス社　pp.48-61.
辰野千寿　1996　系統看護学講座　基礎分野　心理学　第5版　医学書院
戸田まり　2005　生涯発達の時代　戸田まり・サトウタツヤ・伊藤美奈子　グラフィック性格心理学　サイエンス社　pp.163-211.
山口快生　2009　記憶と忘却　山内光哉・春木豊（編著）　グラフィック学習心理学　行動と認知　サイエンス社　pp.201-240.

## 第2章

Holmes, T.H. & Rahe, R.H. 1967 The social readjustment rating scale. *Journal of Rsychosomatic Research*, 11, 213-218.
市毛智雄　1989　ストレスインベントリー　こころの科学26　33-37.
上里一郎・三浦正江　2002　ストレスと健康　日本健康心理学会（編）　健康心理学概論　実務教育出版　pp.45-60.
金井篤子　2004　職場のストレスとサポート　外島裕・田中堅一郎（編）　産業・組織心理学エッセンシャルズ　ナカニシヤ出版　p.167.
小玉正博　2014　ヘコんでも折れないレジリエンス思考：復元力に富む「しなやかな心」のつくり方　河出書房新社
国立社会保障・人口問題研究所　2013「第5回全国家庭動向調査　現代日本の家族変動」報告書　http://www.ipss.go.jp/ps-katei/j/NSFJ5/Mhoukoku/Mhoukoku.asp（参照 2016-08-30）
河野慶三　2012　職場のメンタルヘルス・ケア　一般社団法人日本産業カウンセラー協会（編）　産業カウンセリング：産業カウンセラー養成講座テキスト　一般社団法人日本産業カウンセラー協会
厚生労働省　2013a　平成21年度全国家庭児童調査結果の概要　http://www.mhlw.go.jp/stf/houdou/2r9852000001yivt.html（参照 2016-08-22）
厚生労働省　2013b　平成24年労働安全衛生特別調査（労働者健康状況調査）」の概況　http://www.mhlw.go.jp/toukei/list/dl/h24-46-50_05.pdf（参照 2016-08-22）
厚生労働省　2013c　児童虐待の定義と現状http://www.mhlw.go.jp/seisakunitsuite/bunya/kodomo/kodomo_kosodate/dv/about.html（参照 2016-09-10）
Lazarus, R.S., & Folkman, S.　本明寛・春木豊・織田正美（監訳）　1991　ストレスの心理学：認知的評価と対処の研究　実務教育出版　p.309.
文部科学省　2016　「家庭や学校における生活や意識等に関する調査」報告書　http://www.mext.go.jp/b_menu/toukei/001/__icsFiles/afieldfile/2015/07/29/1360263_1.pdf

（参照 2016-09-02）
内閣府　2016　自殺対策白書
中野敬子　2013　Webハッスル尺度の開発とストレス反応予測の検討　心理臨床学研究，31(5)，705-714．
中野敬子　2016　ストレス・マネジメント入門：自己診断と対処法を学ぶ　金剛出版 p.19, 31.
尾関友佳子　2001　コーピング尺度　堀洋道（監），松井豊（編）　心理測定尺度集III　心の健康をはかる：適応・臨床　サイエンス社　p.23-26．
佑宗省三　2007　S-H式レジリエンス検査手引書　竹井機器工業株式会社
上野徳美　2002　ソーシャルサポートとヘルスケアシステム　日本健康心理学会（編）健康心理学概論　実務教育出版　pp. 133-148．
渡辺直登　1989　職場のストレスとメンタルヘルス　原岡一馬・若林満（編）　組織の中の人間　福村出版
山蔦圭輔　2015　ベーシック健康心理学：臨床への招待　ナカニシヤ出版　p.72．

## 第3章

Bartholomew, K., & Horowitz, L.M. 1991 Attachment styles among young adults: a test of a four-category model. *Journal of Personality and Social Psychology*, 61, 226-44.
遠藤利彦　2005　アタッチメント理論の基本的枠組み　数井みゆき・遠藤利彦（編著）アタッチメント：生涯にわたる絆　ミネルヴァ書房　pp.1-31．
遠藤利彦・田中亜希子　2005　アタッチメントの個人差とそれを規定する諸要因　数井みゆき・遠藤利彦（編著）　アタッチメント：生涯にわたる絆　ミネルヴァ書房 p.53
平山順子・柏木惠子　2001　中年期夫婦のコミュニケーション態度—夫と妻は異なるのか　発達心理学研究，12，216-227．
坂野雄二（監修），嶋田洋徳・鈴木伸一（編著）　2004　学校，職場，地域におけるストレスマネジメント実践マニュアル　北大路書房
伊藤裕子　2015　夫婦関係における親密性の様相　発達心理学研究，26，279-287．
伊藤裕子・相良順子　2015　結婚コミットメント尺度の作成：中高年期夫婦を対象に　心理学研究，86，42-48．
北川恵　2012　養育者支援：サークル・オブ・セキュリティ・プログラムの実践　数井みゆき（編著）　アタッチメントの実践と応用：医療・福祉・教育・司法現場からの報告　pp.23-43．
厚生労働省　2014　グラフで見る世帯の状況：国民生活基礎調査（平成25年）の結果から　www.mhlw.go.jp/toukei/list/dl/20-21-h25.pdf（参照 2017-01-24）
厚生労働省　2015a　児童養護施設入所児童等調査の結果（平成25年2月1日現在） http://www.mhlw.go.jp/file/04-Houdouhappyou-11905000-Koyoukintoujidoukateikyoku-Kateifukushika/0000071184.pdf（参照 2017-01-24）
厚生労働省　2015b　厚生統計要覧（平成27年度）第1編人口・世帯　第2章人口動態 http://www.mhlw.go.jp/toukei/youran/index-kousei.html（参照 2017-01-24）

厚生労働省　2016a　平成27年度児童相談所での児童虐待相談対応件数（速報値）http://www.mhlw.go.jp/stf/houdou/0000132381.html（参照 2017-01-24）

厚生労働省　2016b　平成27年度雇用均等基本調査　http://www.mhlw.go.jp/toukei/list/dl/71-27-06.pdf（参照 2017-01-24）

文部科学省初等中等教育局国際教育課　在外教育施設安全対策資料【心のケア編】文部科学省　平成15年3月

内閣府　2014　平成26年版　子ども・若者白書（全体版）http://www8.cao.go.jp/youth/whitepaper/h26honpen/index.html（参照 2017-01-24）

野口康彦　2013　親の離婚を経験した子どもの心の発達：思春期年代を中心に　法と心理，13，8-13.

小野寺敦子　2005　親になることによる夫婦関係の変化　発達心理学研究，16，15-25.

Rholes, W. S., & Simpson, J. A. (Ed.) *Adult attachment: Theory, research, and clinical implications.*（W.スティーヴン・ロールズ＆ジェフリー・A.シンプソン編，遠藤利彦・谷口弘一・金政祐司・串崎真志監訳　2008　成人のアタッチメント：理論・研究・臨床　北大路書房　pp.185-219.）

庄司順一　2008　アタッチメント研究前史　庄司順一・奥山眞紀子・久保田まり（編著）アタッチメント：子ども虐待・トラウマ・対象喪失・社会的養護をめぐって　明石書店　pp.11-41.

高橋惠子　2010　愛着からソーシャル・ネットワークへ　根ヶ山光一・柏木惠子（編著）ヒトの子育ての進化と文化：アロマザリングの役割を考える　有斐閣　pp.119-137.

## 第4章

Cowie, H., & Hutson, N. 2005 *Peer support: A strategy to help bystanders challenge school bullying.* Pastoral Care in Education, 23, pp.40-44.

Duncan, N., Bowman, B., Naidoo, A., Pillay, J., & Roos, V. 2007 *Community psychology: Analysis, context and action.* Cape Town, South Africa: UCT Press.

藤原佳典　2007　シニア読み聞かせボランティア"りぷりんと"の活動—高齢者者の世代間交流型ヘルスプロモーションプログラムの効果　コミュニティケア，9(8)，60-64.

平川忠敏　2007　ボランティア活動とコミュニティ感覚　日本コミュニティ心理学会（編）コミュニティ心理学ハンドブック　東京大学出版会　p.617.

石川利江　2012a　健康心理学の概念　森一代ほか（編）　よくわかる健康心理学　ミネルヴァ書房　pp.2-3.

石川利江　2012b　健康心理アセスメント　森一代ほか（編）　よくわかる健康心理学　ミネルヴァ書房　pp.54-55.

石川利江　2012c　健康心理アセスメントの方法　森一代ほか（編）　よくわかる健康心理学　ミネルヴァ書房　pp.56-57.

石川利江　2012d　健康心理カウンセリング　森一代ほか（編）　よくわかる健康心理学　ミネルヴァ書房　pp.108-109.

伊藤良子（編著）　2009　いちばんはじめに読む心理学の本1　臨床心理学：全体的存

在として人間を理解する　ミネルヴァ書房
岩﨑弥生・渡邊博幸　2016　新体系看護学全書精神看護学2　精神障害をもつ人の看護　メヂカルフレンド社
樺沢紫苑　2013　精神科医が教えるぐっすり眠れる12の法則　シオン出版局
蒲池和明・兒玉憲一　2010　中高年ボランティアの参加動機，継続動機，成果認識の関連　コミュニティ心理学研究，1，pp.52-67.
神庭重信（総編集），村井俊哉・宮田久嗣　2014　DSM-5を読み解く：伝統的精神病理，DSM-4, ICD-10をふまえた新時代の精神科診断2　統合失調症スペクトラム障害および他の精神病性障害群，物質関連障害および嗜癖性障害　第2巻　中山書店
北見由奈　2012　健康と生きがい　森一代ほか（編）　よくわかる健康心理学　ミネルヴァ書房　pp.196-197.
熊野宏明　2013　特集 日本一わかりやすいマインドフルネスと新世代の認知行動療法　精神看護　医学書院　第16巻　第5号　通巻95巻
Lewis, J. A., Lewis, M. D., Daniels, J. A., & D'Andrea, M. J. 2011 *Community counseling: A multicultural-social justice perspective*, 4th edition. Belmont, CA: Brooks/Cole.
目黒達哉　2007　コミュニティ心理学者の役割　日本コミュニティ心理学会（編）　コミュニティ心理学ハンドブック　東京大学出版会　p.507.
目黒達哉　2011　第7部福祉を支える人々　傾聴ボランティア　医療福祉相談研究会（編）　医療福祉相談ガイド　中央法規　pp.6630-6335.
森一代　2012a　健康心理学の基礎理論　森一代ほか（編）　よくわかる健康心理学　ミネルヴァ書房　p.4
森一代　2012b　健康教育　森一代ほか（編）　よくわかる健康心理学　ミネルヴァ書房　pp.152-153.
向谷地生良・小林茂（編著）　2013　コミュニティ支援、べてる式。　金剛出版
内閣府自殺対策推進室　2014　東日本大震災に関連する自殺者数（平成25年）
日本傾聴塾　2006　日本傾聴塾とは　http://keicho.mond.jp/aboutus.html（参照 2016-09-04）
NPOホールファミリーケア協会　1999　ホームファミリー協会ホームページ　傾聴ボランティアの起源はアメリカのシニア・ピア・カウンセリングから　http://www5d.biglobe.ne.jp/~AWFC/spc_keicyou.html（参照 2016-09-04）
坂井建雄・岡田隆夫　2014　系統看護学講座　専門基礎分野　人体の構造と機能［1］解剖生理学　医学書院
佐瀬竜一　2012　健康とパーソナリティ　森一代ほか（編）　よくわかる健康心理学　ミネルヴァ書房　pp.40-43.
仙波純一　2015　特別企画不眠症　こころの科学，179
芝垣正光・目黒達哉（編）　2014　現代心理学の基礎と応用：人間理解と対人援助　樹村房
清水安夫　2012　健康心理学の動向　森一代ほか（編）　よくわかる健康心理学　ミネルヴァ書房　pp.16-17.
下山晴彦・丹野義彦（編）　2001　講座 臨床心理学1　臨床心理学とは何か　東京大学出

版会
下山晴彦(編) 2003 よくわかる臨床心理学 ミネルヴァ書房
杉岡正典・兒玉憲一 2007 滞日日系ブラジル人児童生徒支援ネットワーキングの試み コミュニティ心理学研究, 11 (1), 76-89.
丹治光浩 2012 臨床心理学とは何か? 花園大学社会福祉学部臨床心理学科(編) 臨床心理学ことはじめ ナカニシヤ出版 p.4.
藤後悦子・箕口雅博 2005 子育て支援ボランティア養成プログラムを受講したボランティアの変容 コミュニティ心理学研究, 8, 5-22.
津田彰ほか 2010 多理論統合モデル (TTM) にもとづくストレスマネジメント行動変容ステージ別実践ガイド 久留米大学心理学研究, 第9号, pp.77-88.
津田彰・津田茂子 2012 健康教育のモデル2:多理論統合モデル 森一代ほか(編) よくわかる健康心理学 ミネルヴァ書房 pp.158-159.
氏原寛・亀口憲治・成田善弘・東山紘久・山中康弘(編) 1992 心理臨床大事典 培風館
鷲田誠一 1999 「聴く」ことの力:臨床哲学試論 TBSブリタニカ

## 第5章

Asay, T.P.,& Lambert, M.J. 1999 The empirical case for the common factors in therapy : Quantitative finding. In M.A.Hubble, B.L. Duncan & S.D.Miller (Eds.), The Heart and soul of change : What works in therapy. Washington, DC : American Psychological Association, pp.23-55.
Caplan, G. 1961 An approach to community mental health. New York: Grune Stratton.
(山本和郎訳,加藤正明監修 1968 地域精神衛生の理論と実際 医学書院)
Caplan, G. 1963 "Types of mental health consultation." American Journal of Orthopchiattry, 33, pp.470-480.
Caplan, G. 1964 Principles of preventive psychiatry. New York : Basic Books.
(新福尚武監訳 1970 予防精神医学 朝倉書店)
Caplan, G. 1970 The theory and practice of mental health consultation. New York: Basic Books.
Gerald Caplan, 山本和郎(訳),加藤正明(監) 1968 地域精神衛生の理論と実際 医学書院
Holmes, T.H., & Rahe, R.H. 1967 The social readjustment rating scale. Journal of Psychosomatic Research, 11, 213-218.
岩壁茂 2007 第7章カウンセリング・心理療法の効果 金沢吉展(編) カウンセリング・心理療法の基礎:カウンセラー・セラピストを目指す人のために 有斐閣 pp.178-182.
厚生労働省 2015 心理的負担の程度を把握するための検査及び面接指導の実施並びに面接指導結果に基づき事業者が講ずべき措置に関する方針 http://www.mhlw.go.jp/bunya/roudoukijun/anzeneisei12/pdf/150511-2.pdf (参照 2016-09-30)
諸富祥彦 1997 カール・ロジャーズ入門-自分が"自分"になるということ コスモ

ス・ライブラリー　pp.162-164, 205-206.
内閣府　平成27年度版　高齢社会白書（概要版）
二宮克美（編著）　2015　ベーシック心理学　医歯薬出版
大林裕司　2016　職場というコミュニティへの「入り方」　コミュニティ心理学研究, 20 (1), pp.18-24.
佐藤寛　2016　第2章うつ病と抑うつ障害―ストレス社会を生きる―　藤田哲也（監修）, 串崎真志（編）　絶対役立つ臨床心理学：カウンセラーを目指さないあなたにも　ミネルヴァ書房　pp.33-46.
芝垣正光・目黒達哉（編）　2014　現代心理学の基礎と応用：人間理解と対人援助　樹村房
山本和郎　2000　危機介入とコンサルテーション　ミネルヴァ書房

## 第6章

Austin, D. 2008 *The theory and practice of Vocal Psychotherapy: Song of the self*, Jessica Kigsley.
エイゲン,ケネス，鈴木琴栄・鈴木大裕（共訳）　2013　音楽中心音楽療法　春秋社
ベナー,パトリシア，レーベル,ジュディス，難波卓志（訳）　1999　現象学的人間論と看護　医学書院
Bensimon, M., Amir D., & Wolf Y. 2008 Drumming through trauma: Music therapy with post-traumatic soldiers, *The Arts in Psychotherapy*, 35 (1), 34-48.
ベナー,パトリシア（編著），早野真佐子（訳）　2004　エキスパートナースとの対話：ベナー看護論・ナラティブス・看護倫理　照林社
ベナー,パトリシア，キリアキディス,パトリシア・フーパー，スタナード,ダフネ，井上智子ほか（監訳）　2005　ベナー看護ケアの臨床知：行動しつつ考えること　医学書院
ベナー,パトリシア，井部俊子ほか（訳）　2005　ベナー看護論：初心者から達人へ　新訳　医学書院
ベナー,パトリシア，レーベル,ジュディス，難波卓志（訳）　1999　現象学的人間論と看護　医学書院　p.viii, 1-6, 406, 423.
ベナー,パトリシア（編著），早野真佐子（訳）　2004　エキスパートナースとの対話：ベナー看護論・ナラティブス・看護倫理　照林社　pp.222-234.
ベナー,パトリシア，キリアキディス,パトリシア・フーパー，スタナード,ダフネ，井上智子ほか（監訳）　2005　ベナー看護ケアの臨床知：行動しつつ考えること　医学書院
ベナー,パトリシア，井部俊子ほか（訳）　2005　ベナー看護論：初心者から達人へ　新訳　医学書院　pp.11-26.
ボニー,ヘレン，サヴァリー,ルイス，村井靖児・村井満恵（訳）　1997　音楽と無意識の世界：新しい音楽の聴き方としてのGIM（音楽によるイメージ誘導法）　音楽之友社
中央教育審議会　2005　『特別支援教育の在り方』（最終答申）　文部科学省
Freudenberger, H. 1974 *Staff bunout Journal of Social Issues*, 30, pp.159-165.

古市真智子　2007　軽度発達障害の心理　池田勝昭・目黒達哉（共編著）　障害者の心理・『こころ』：育ち，成長，かかわり　学術図書出版社　pp.90-97.

グフェラー,E. ケイト，猪狩裕史（訳）2015　音楽療法，医療，福祉　デイビス, W.B., グフェラー, K.E., タウト,M.H.（編）栗林文雄（監訳）音楽療法入門：理論と実践　第Ⅱ巻　一麦出版社　p.105-155.

セリエ,ハンス，細谷東一郎（訳）　1997　生命とストレス：超分子生物学のための事例　工作舎

平松芳樹・池田勝昭（編）　2007　保育者が学ぶ精神保健　みらい

Hochschild, A, R 1983 The Managed Heart, Berkeley:University of California Press.（石川准・室状亜希訳）2000　管理される心：感情が商品になるとき　世界思想社）

池田勝昭・保田修・木内正範（共編著）　2006　ぼくも、みんなといっしょに。：特別な教育的支援を必要とする子らの対応と教員養成系大学の役割　学術図書出版社

石丸径一郎　2009　検査法（1）質問紙法　下山晴彦（編）　よくわかる臨床心理学　ミネルヴァ書房　pp.50-51.

岩崎弥生（編）2015　精神看護学1　精神看護学概論・精神保健　メヂカルフレンド社

河合美子・千葉浩彦　2012a　心理アセスメントと面接　長田久雄（編）　看護学生のための心理学　看護学生のための心理学　pp.144-163.

河合美子・千葉浩彦　2012b　カウンセリングと心理療法　長田久雄（編）　看護学生のための心理学　看護学生のための心理学　pp.144-163.

久保真人・田尾雅夫　1994　看護婦におけるバーンアウト―ストレスとバーンアウトとの関係　実験心理学研究，34，33-34.

久保真人　1999　ストレスと自己効力感におけるバーンアウトの因果モデルの検証　京都大学学術情報リポジトリ紅

久保真人　2007　バーンアウト（燃えつき症候群）―ヒューマンサービス職のストレス　日本労働研究雑誌，No.588，54-64.

ラザルス,リチャード・S., フォルクマン,スーザン，本明寛ほか（監訳）　1991　ストレスの心理学：認知的評価と対処の研究　実務教育出版

前田重治　1985　図説 臨床精神分析学　誠信書房　p.9.

Maslach,C., & Jackson.S.E　1986　*Maslach Burnout Inventory Manual*, 2nd ed. Consulting Psychologists Press.

松原達哉（編）　2013　臨床心理アセスメント　新訂版　丸善出版

松井紀和　2002　音楽療法総論　日野原重明・篠田知璋・加藤美知了（編）　標準音楽療法入門：理論編　上　春秋社　pp.3-17.

松沢広和　2009　検査法（2）投影法　下山晴彦（編）　よくわかる臨床心理学　ミネルヴァ書房　pp.52-53.

三井さよ　2006　看護職における感情労働　大原社会問題研究所雑誌，No.567，14-26.

宮澤史穂・田部井賢一　2015　音楽と脳　星野悦子（編）　音楽心理学入門　誠信書房　pp.185-210.

望月直人　2016　発達障害―自閉症の理解と支援　藤田哲也（監修）串崎真志（編著）絶対役立つ臨床心理学：カウンセラーを目指さないあなたにも　ミネルヴァ書房

pp.97-107.
森田美弥子　1995　ロールシャッハ法（2）記号分類とその意味　池田豊應（編）　臨床投映法入門　ナカニシヤ　pp.31-71, 72-89.
森田正馬　2007　新版 神経質の本態と療法：森田療法を理解する必読の原典　白揚社　p.31, 91, 92.
村井靖児　1995　音楽療法の基礎　音楽之友社
日本語版 ICN看護師の倫理綱領（2012年版）　前文　https://www.nurse.or.jp/nursing/international/icn/document/ethics/pdf/icncodejapanese.pdf（参照 2017-01-24）
日本看護協会　2007　ケアリングの倫理　http://www.nurse.or.jp/rinri/basis/carering/（参照 2017-01-24）
日本音楽療法学会　2004　音楽療法とは　http://www.jmta.jp（参照 2017-01-24）
Nobeck, J. 1985 *Coping with stress in critical care nursing : Research findings. Focus on Critical Care* pp.12-36.
野島一彦　1992　氏原寛・亀口憲治・成田善弘・東山紘久・山中康弘（編）　1992　心理臨床大事典　培風館　pp.288-293.
小此木啓吾　1989　フロイト　講談社　pp.65-79.
大村紗代・吉井勘人　2016　特別支援学校教員のメンタルヘルス―管理職へのアンケート調査を通して―　教育実践学研究　21，149-159.
大住誠・藍澤鎮雄　2010　パーソナリティ障害を伴ううつ病性障害に対する精神療法の検討：箱庭療法施行後の外来森田療法追加施行の有効性　聖マリアンナ医科大学雑誌，38-2，97-105.
大住誠・宮里勝政・山口登　2012　パーソナリティ障害を伴ううつ病性障害に対する精神療法の検討　聖マリアンナ医科大学雑誌，38-2，97-105.
スミス,パム，武井麻子ほか（監訳）　2000　感情労働としての看護　ゆみる出版
プリーストリー,メアリー，若尾裕ほか（訳）　2003　分析的音楽療法とは何か　音楽之友社
李松心　2012　看護師におけるバーンアウトの研究　佛教大学大学院紀要・社会福祉学研究科篇，40，35-51.
高橋依子　2011　描画テスト　北大路書房
高島博　1990　人間学への招待：実践"哲学的人間学"のすすめ　山海堂
東京大学医学部心療内科（編著）　1995　エゴグラム・パターン：TEG（東大式エゴグラム）第2版による性格分析　金子書房
氏原寛・亀口憲治・成田善弘・東山紘久・山中康弘（編）　1992　心理臨床大事典　培風館　p.289.
牛島定信　2004　人格の病理と精神療法：精神分析，森田療法，そして精神医学　金剛出版　pp.70-83.
柳田邦夫　2008　医療思想を転換させた「死の臨床」　季刊ナースアイ，第16号，8-12.
吉浜文洋・末安民生（編）　2010　学生のための精神看護学　医学書院
吉池毅志　2013　人権の潮流　精神科病院がなくなったイタリアから，何を学べるか　国際人権ひろば　No.109

吉武光世（編著） 2005 はじめて学ぶメンタルヘルスと心理学：「こころ」の健康を
　みつめて，学文社，p.120.
渡部諭 2012 第4章 臨床心理検査（心理アセスメント） 池田勝昭・目黒達哉 （編）
　こころのケア：臨床心理学的アプローチ 学術図書出版社 pp.53-89.
Wheeler, L.B., 1983 A psychotherapeutic classification of music therapy practice: A continuum of procedures *Music Therapy Perspectives*, 1 (2), 8-12.

## さくいん

### あ行

アーノルドの評価説 ……39
愛着行動 ……………………22
愛着の発達段階 ……………23
アサーション ………………82
アタッチメント ……………70
意思決定 …………………107
一次的評価 …………………56
一般適応症候群 ……………54
遺伝的要因 …………………40
癒しの場 ……………………79
色の知覚 ……………………21
運動残効 ……………………20
運動の知覚 …………………20
SNS・インターネット …122
エディプスコンプレックス
 …………………………146
オペラント条件づけ（道具
 的条件づけ）……………26
親の養育態度 ………………42
音楽療法 …………………159

### か行

外発的動機 …………………32
学習のストレス ……………81
仮現運動（ファイ現象）…20
可視スペクトル ……………14
学校 …………………………62
葛藤 …………………………53
葛藤の型 ……………………36
家庭 …………………62, 124
家庭内の葛藤 ……………125
がん ………………………102
感覚希求動機 ………………31
環境的要因 …………………41
観察 ………………………136
観察学習 ……………………27
感情 …………………………36
感情鈍麻 ……………………38
感情労働 …………………180
記憶の二重貯蔵モデル…27
期待・価値モデル …………33
気分 …………………………37
キャノン＝バード説 ………39
恐怖条件づけ ………………24
恐怖の記憶 …………………25
恐怖の消去 …………………27
局所論 ……………………147
虚血性心疾患 ……………102
空間の知覚 …………………20
群化の要因 …………………17
ケアリング ………………179
KR（結果の知識）…………33
傾聴ボランティア ………116
原因帰属 ……………………33
健康 …………………………86
健康教育 …………………105
健康心理アセスメント…103
健康心理カウンセリング
 …………………………104
健康心理学 …………………99
健康と不健康 ………………87
恒常現象 ……………………18
構造論 ……………………148
行動観察 …………………136
行動的反応 …………………58
行動変容ステージ ………106
行動療法 …………………150
交流分析 …………………140
高齢者支援 ………………115
コーピング …………………56
コーピング尺度 ……………60
心の問題 …………………119
子育ての場 …………………80
古典的条件づけ ……………24
コミュニケーションの多様
 化 ………………………97
コミュニティ支援 ………114
コンフリクト ………………35

### さ行

サーカディアンリズム …90
錯視図形 ……………………19
錯覚 …………………………19
ジェームス＝ランゲ説…39
視覚的断崖装置 ……………22
刺激閾 ………………………15
刺激頂 ………………………15
嗜好 …………………………94
自己形成 ……………………42
自己効力感 ………………107
自己実現の動機 ……………34
仕事とやりがい ……………95
思想の矛盾 ………………154
質問紙法 …………………139
自動運動 ……………………20
児童虐待 ……………………74
社会的適応評定尺度 ……49
社会的動機 …………………32
シャクターの評価説 ……39
主観的輪郭 …………………17
情操 …………………………37
情緒 …………………………37
情緒過敏 ……………………38
情緒障害 ……………………38
情緒麻痺 ……………………38
情動焦点型コーピング…59
食行動 ………………………91

さくいん　195

職場 …………………62
職場復帰への支援………134
職務ストレスモデル……68
心身症 ………………102
心身の関連性 …………101
身体の反応 ……………56
心理アセスメント ……136
心理学的ストレス理論…55
心理検査 ………………139
心療内科 ………………174
親和動機 ………………32
睡眠 ……………………89
睡眠時無呼吸症候群……90
スキーマ ………………84
スティグマ……………172
図と地 …………………16
ストレス………………47, 48
ストレス社会 …………119
ストレス尺度 …………52
ストレスチェック制度…133
ストレスの基本型 ……48
ストレス反応 …………56
ストレスマネジメント …69
ストレッサー …………51
ストレンジ・シチュエーション法 ………………71
性格の特性論…………44
性格の類型論…………43
生活行動 ………………88
生活の出来事（ライフイベント）………………126
精神医療の歴史 ………170
精神科 …………………174
精神交互作用 …………154
精神の反応 ……………57
精神病院 ………………169
精神分析 ………………143
正の強化と負の強化 ……26
生の欲望………………155

生理的動機 ……………31
摂食障害 ………………92
漸進的弛緩法 …………84
ソーシャルサポート ……59

**た行**
達成動機 ………………32
多理論統合モデル
　（TTM：Transtheoretical Model）……………106
知覚の個人差 …………22
知覚の順応 ……………15
知覚の体制化 …………16
知覚の発達 ……………22
長期記憶 ………………29
丁度可知差異 …………15
投映法 …………………142
動機 ……………………31
動機づけ ………………31
特別支援学校…………164
友だち関係 ……………82

**な行**
内発的動機 ……………32
ナルコレプシー ………90
二次的評価 ……………56
日常生活／非日常生活…95
入院森田療法 …………157
人間の価値……………121
認知行動療法 …………83
認知の歪み ……………83

**は行**
バーンアウト …………176
排泄 ……………………93
ハッスル（hassles）……50
反転図形（多義図形）……16
人を"モノ"……………120
ヒポコンドリー性基調…153

夫婦関係 ………………76
腹式呼吸法 ……………84
フラストレーション ……35
プレグナンツの原理 ……17
変容のプロセス ………108
防衛機制………………149
忘却 ……………………30
ホメオスタシス（恒常性維持機能）………………31

**ま行**
マジカルナンバー ………28
マターナル・デプリベーション ……………………74
無意味つづり …………30
面接法 …………………137
森田神経質……………153
森田療法………………153
問題焦点型コーピング …59

**や・ら・わ行**
誘導運動 ………………20
幼児性欲………………147
欲求の発達的変化 ……34
来談者中心療法 ………151
ライフイベント ………48
離婚 ……………………77
リラクセーション法 ……84
臨床心理学……………108
臨床心理学アセスメント
　………………………111
臨床心理士……………111
臨床心理面接 …………111
レジリエンス …………61
ワーキングメモリ ……29
わが家のルール…………80

[編著者]

片山　和男（かたやま・かずお）

　　　名古屋自由学院短期大学，名古屋芸術大学，愛知学院短期大学を経て，
　現在　愛知学院大学心身科学部健康科学科教授，医療法人北林会　北林病院　臨床心理士，愛知中学校・愛知高等学校スクールカウンセラー
　主著　『社会心理学』（共著）福村出版，『生活行動の科学としての心理学』（共著）小林出版，『教育実践のための心理学Ⅰ・Ⅱ』（共著）学術図書出版
　はじめに，序章，第6章2-(5)


[執筆者]（執筆順）

山田ゆかり（名古屋文理大学副学長／健康生活学部長・教授）
　　　　　　　　　　　　　　　　　　　　　　第1章1，第2章
高橋　　彩（愛知学院大学政策科学研究所研究員）第1章2，第3章1
石牧　良浩（同朋大学社会福祉学部准教授）第1章3・5，第6章1
鈴木　淳子（同朋大学社会福祉学部特任講師）第1章4，第6章3-(3)
畔柳　守男（名古屋芸術大学保育専門学校）第3章2
竹市あけみ（中部看護専門学校専任教員）第4章1，第6章3-(2)
菅　　吉基（東海学園大学スポーツ健康科学部非常勤講師）
　　　　　　　　　　　　　　　　　　　　　　第4章2，第5章2-(2)
菅　理左香（同朋大学社会福祉学部非常勤教員）第4章3，第5章1
目黒　達哉（同朋大学社会福祉学部教授）
　　　　　　　　　　　　　　　第4章4，第5章2-(1)・(3)，第6章3-(1)
大住　　誠（同朋大学社会福祉学部特任教授）第6章2-(1)～(4)
猪狩　裕史（名古屋音楽大学専任講師）第6章2-(5)

## ストレス社会とメンタルヘルス

2017年5月26日　初版第1刷発行
2019年3月5日　初版第2刷

編著者© 片 山 和 男
発 行 者　大 塚 栄 一

検印廃止　　発 行 所　株式会社 樹村房
〒112-0002
東京都文京区小石川5丁目11番7号
電 話　東京 03-3868-7321
FAX　東京 03-6801-5202
http://www.jusonbo.co.jp/
振替口座　00190-3-93169

組版／難波田見子
印刷／美研プリンティング株式会社
製本／有限会社愛千製本所

ISBN978-4-88367-272-1
乱丁・落丁本は小社にてお取り替えいたします。